ウイルスを寄せつけない!

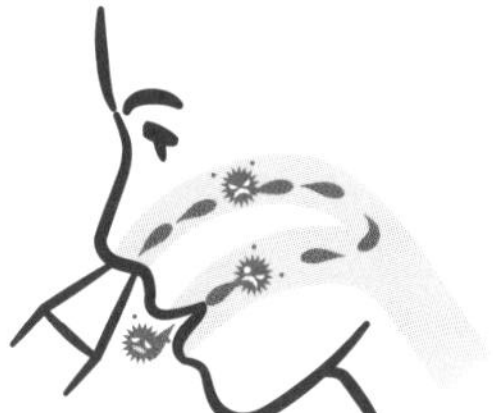

痛くない鼻うがい

医学博士 堀田修

KADOKAWA

はじめに

「うがい」という言葉から、何を連想しますか？

インフルエンザなどの感染症が流行する時期には、ひと昔前なら「家に帰ったらうがいと手洗いをしましょう」というのが常識だったはずです。ところが、最近は「うがいをしましょう」とはあまりいわれなくなったと思いませんか？　飛沫感染の防止という観点では、うがいに代わってむしろ「咳エチケット」が強調されるようになりました。

うがいが取り上げられなくなった背景には、医療も含めてグローバル化が進んだ今日、うがいが海外ではほとんど実施されていない、という事実が知られてきたことも関係があるかもしれません。

この本で取り上げているのは、その注目されなくなったうがいですが、ポピュラーな口からの「ガラガラ口うがい」ではなく「鼻うがい」です。まずはそのいきさつをお話しします。

私は2011年、KADOKAWAでは1冊目となる『病気が治る鼻うがい健康法』という本を上梓しました。

実はこの本のメインテーマは、鼻うがいではなく「慢性上咽頭炎《じょういんとう》」だったのです。ところが、「本のタイトルが『慢性上咽頭炎』では内容が難しく感じられて、書店でこの本を手に取る人が少ないかもしれません。親しみやすい『鼻うがい健康法』にしませんか」という編集者の提案があって、前述のタイトルに決定しました（実際には鼻うがいは「おまけ」程度の内容でした）。

慢性上咽頭炎は、1960年代に耳鼻咽喉科医の堀口申作氏によって提唱された日本オリジナルの疾患概念です。めまい、頭痛、後鼻漏《こうびろう》、慢性疲労、のどの違和感など、日常の診療で遭遇する多彩な症状と関連しており、ユニークかつ重要なものだといえるでしょう。

ところが残念なことに、1970年代以降は慢性上咽頭炎の概念がすたれてしまい、医学の教科書には載っていません。2011年当時は、一般の人はもちろん医師の間ですら慢性上咽頭炎と、その治療法である「EAT《イート》（上咽頭擦過療法）」のことは知られていなかったのです。

2005年、風邪をひくとIgA腎症（腎臓の血管である糸球体にIgAというたんぱくが沈着する腎炎）が悪化する原因を探るため、関係がありそうな文献を探している途中で、私はこの慢性上咽頭炎という概念を知りました。

そして、日々の臨床で経験を積めば積むほど、慢性上咽頭炎が非常に重要なものであり、多くの人々にぜひとも知ってもらいたいという思いが強くなっていきました。そのため、書籍の中身で慢性上咽頭炎について紹介できさえすれば、タイトルにこだわりはありませんでした。

そんな事情もあって、実は鼻うがいに関してはさほど詳しく触れていない『病気が治る鼻うがい健康法』が出版されました。この本は慢性上咽頭炎の本として多くの読者に評価をいただき、おかげさまでロングセラーとなっています。

その後、慢性上咽頭炎の診療に携わる耳鼻咽喉科の医師による学会発表や学術論文の報告、認定NPO法人日本病巣疾患研究会（JFIR）を中心とした啓発活動などにより、慢性上咽頭炎という概念は少しずつ広まりました。

そして、2019年秋には日本口腔・咽頭科学会内に「EAT検討委員会（委員長：原渕保明旭川医科大学耳鼻咽喉科教授）」が発足。慢性上咽頭炎が医学の教科書に掲載される日はそう遠くない段階となっています。

さて、2020年にパンデミック（世界的大流行）を引き起こした新型コロナウイルスは、またたく間に世界を一変させました。日本でも1月16日に最初の感染者が確認されて以降、手洗いやマスク着用などが徹底的に行われるようになりました。その副産物として、毎年2月にピークを迎えていたインフルエンザ患者数が、2020年の2月以降は激減しました。

新型コロナウイルスは、医療現場にもさまざまな影響を与えました。そのひとつが、医療従事者への感染防止の観点から、ＥＡＴが実施されなくなってしまったことです。

本文中でも説明していますが、ＥＡＴはのど風邪に極めて有効な治療なので、新型コロナウイルス感染症（ＣＯＶＩＤ-19）の場合も、比較的早期の段階であればおそらく有効だと思います。ところが、新型コロナウイルスに感染した可能性のある患者さんに対してだけでなく、万が一の感染リスクを回避する理由で、それまでＥＡＴを実施していた多くの医院や病院で、ＥＡＴ自体がストップ。ようやく光明が見え始めたかに思われたＥＡＴ普及の機運が、新型コロナウイルスの影響で一気に後退してしまったのです。

選択肢はほかにもありましたが、時代が与えた「自分たちのお役目」と考えて、私たちのクリニックではＥＡＴを継続することにしました。しかし、ＥＡＴを継続するためには医療スタッフの安全を担保する必要があります。

ポイントは、ウイルスの感染から医療スタッフの鼻とのどを守ることです。そこで取り入れたのが鼻うがい。50人余りの職員全員に鼻うがい器具を供与して、帰宅後の鼻うがいを徹底してもらいました。鼻うがいの徹底は4月からですが、幸いにして新型コロナウイルス感染症はもちろん、風邪で休むスタッフもなく息災な日々を過ごしています。

２０２０年７月、ＷＨＯ（世界保健機関）は「新型コロナウイルスの根絶は困難」との声明を発表しました。人類はコロナと共生する時代に本格的に突入したのです。コロナ前の日常に完全に戻ることは、もはや難しいでしょう。これから私たちは、コロナのある世界で無事に、そしてより良く生きていく工夫が必要になってきます。それに役立つと期待されるのが「鼻うがい」なのです。

私はまだ新型コロナウイルス感染症の患者さんを診療した経験がなく、仮説でしかありませんが、これまで発表されている論文報告と自らの経験から、新型コロナウイルス対策として「鼻うがいで予防・感染したら早めにＥＡＴ」が、安価で有効な手段となる可能性があると考えています。前述の『病気が治る鼻うがい健康法』を上梓して以来、ＥＡＴに関してはこれまで何冊かの本を出版する機会がありましたが、本書こそが本物の「鼻うがい健康法」の本であると自信をもっていえます。鼻うがいの医学的な根拠と具体的な方法についてできる限り詳しく解説していますので、コロナ共生時代を迎えた今、きっとみなさまのお役に立つと考えています。

２０２０年11月　堀田修

もくじ

第3章

第4章

鼻うがいQ&A —— 95

第5章

慢性上咽頭炎を治せば不調が改善する――115

ブックデザイン　小口翔平＋喜來詩織（tobufune）
イラスト　内山弘隆（GALLERY HIRO）
DTP　山本秀一＆山本深雪（G-clef）
校正　麦秋アートセンター
編集協力　松澤ゆかり
編集　川田央恵（KADOKAWA）

第1章

鼻うがいの時代がやってきた

新型コロナウイルスは7番目の「コロナ」

新型コロナウイルス感染症（COVID-19）のパンデミック（世界的大流行）により、世界は一変しました。WHO（世界保健機関）は2020年7月、感染拡大を続ける新型コロナウイルスについて、根絶できる可能性は非常に低いとの見解を示しました。新型コロナウイルス感染症の終息は見えず、私たちはこれから先も、ずっとこの病気と賢く共存していかなければならない「コロナ共生時代」を迎えています。

これまでの経験から、不要不急の外出を控えて家庭で過ごす「ステイホーム」、人が集まる飲食店や商業施設などの営業規制や自粛が、感染者数の減少に一定の効果が期待できることは示されました。しかし、日常生活の質の低下や経済の衰退にもつながってしまいました。

この感染症を引き起こすウイルスの名前には「新型」と付いていますが、どうして「新型」なのかを簡単に説明します。

もともとコロナウイルスには多くの種類があり、その中で人間に感染するコロナウイルスはこれまで6種類が知られていました。そのうち4種類のコロナウイルスは「のど風邪」の原因となりますが、感染しても症状が軽いことがほとんどです。「鼻風邪」の原因となるライノウイルスとともに、風邪を引き起こす代表的なウイルスだといえます。ちなみに、いわゆる風邪の原因の80％はコロナウイルスとライノウイルスで占められるとされています。

しかし、残りの2種類のコロナウイルスは、感染すると重篤な症状を起こすことが知られています。ひとつは2002年に中国で「SARS（重症急性呼吸器症候群）」を引き起こした「SARSコロナウイルス」、2つ目は2012年に中東で「MERS（中東呼吸器症候群）」を引き起こした「MERSコロナウイルス」です。

そして今回、人に感染することが分かった7種類目のコロナウイルスが、「新型コロナウイルス」です。これまでとは別のコロナウイルスだということで「新型」という名前が付きました。中国の武漢で2019年に初めて人への感染が確認され、その後世界中で「新型コロナウイルス感染症」を引き起こしています。日本でも2020年1月に初めての感染者が出てから、今なお猛威をふるっています。

新型コロナウイルス感染症では、従来のコロナウイルスと同様の「のど風邪」の症状が現れます。感染者のうち約80％（特に若い人）は、この「のど風邪」のみで治ることが多いです。

しかし、60歳以上の人が感染した場合は、免疫が過剰に反応するサイトカインストーム[*a]を起こすことがあります。その結果、重症化して命にかかわる肺炎（肺臓炎）や血管炎になるケースが増えてしまうのです。

鼻の中を洗う鼻うがいで
新型コロナウイルスの侵入を食い止める

新型コロナウイルス感染症の対策としては、「のど風邪」にならないことと、「のど風邪」を早めに治してしまうことが重要です。では「のど風邪」が生じる場所はどこでしょうか？

誤解を恐れずにざっくりいうと、炎症の中心となる部位は「上咽頭」（Ｐ25★４）です。

上咽頭では左右の鼻腔（鼻の穴の中の空所）を通過した空気が合流して下方向に流れが変わるため、ウイルスを含んだ空気がたまりやすい場所なのです。免疫細胞が密集していて、外からウイルスが入ってきたときには感染を防いでくれます。

興味深いことに、上咽頭の炎症は「鼻の奥の痛み」ではなく、「のどの痛み（咽頭痛）」として感じられることが多いようです。

新型コロナウイルスの主な感染経路には、皮膚やドアノブなどに付いた病原体に直接触れる

「接触感染」と、くしゃみや咳などの飛沫に含まれている病原体を吸い込む「飛沫感染」があります。それが、予防法として手洗い・ソーシャルディスタンス（対人距離の確保）・マスク着用がすすめられてきた根拠でもあります。

しかし、医療用手袋とマスクを着用した医療のプロである医師や看護師にも、新型コロナウイルスの感染者は少なからず発生しました。そして2020年7月に、WHOは新たな感染経路として、「エアロゾル感染」の可能性があることを正式に認めました。

エアロゾルとは空気中を漂っている微細粒子のことです。くしゃみや咳などの飛沫から水分が蒸発してエアロゾル化した微細粒子は、不織布のマスクを通過します。感染防御をしていた医療関係者が感染してしまったこともうなずけます。

空気媒介感染（飛沫感染とエアロゾル感染）が新型コロナウイルスの主要な感染経路であることは、もはや間違いないと思います。空気媒介感染の対策として、まず重要なのは徹底した換気です。実際、クラスター感染（集団感染）は、飲食店や船内などの換気の悪い場所で多数発生しています。

運悪く、吸い込んだ空気を介して新型コロナウイルスが上咽頭に入り込んだとしても、まだ打つ手はあります。それが「鼻うがい」です。新型コロナウイルス感染症に対する鼻うがいのエビデンス（科学的根拠）はまだありませんが、風邪などにおける鼻うがいのエビデンスは多数ありますので、第2章で詳しく紹介します。

毎年日本でも多くの死者が出るインフルエンザは別として、「たかが風邪ぐらいで……」という言葉があるように、これまで「のど風邪」も「鼻風邪」も、どちらかというと軽く見られてきました。それゆえ、風邪の予防のために「ガラガラ口うがい」はしても、「鼻うがい」まですするという発想がなかったのだと思います。

海外に目を向けてみると、「鼻うがいで風邪を治療する」という習慣は以前からあったようですが、「鼻うがいで風邪を予防する」ことはやはり一般的ではないようです。

しかし2020年、新型コロナウイルス感染症という「恐怖の風邪」が世界を席巻したことで、風邪に対する意識が変わったように感じます。今までは「たかが風邪」でしたが、これからは違います。「鼻うがい」で風邪を予防したり風邪の重症化を防いだりというような、「積極的に風邪対策を行う時代」の幕が開く予感がしています。

「ガラガラ口うがい」は風邪予防に効果的

毎年冬になると「うがいをしっかりして、インフルエンザにかからないようにしましょう」ということがいわれてきました。日本でのうがいの歴史をさかのぼると、平安時代にはすでに口腔清掃の手段として行われていたようです。このうがいとは口から水を入れる「ガラガラ口うがい」を指します。

日本には古くから定着しているガラガラ口うがいですが、近年の研究で、「体内へのウイルス侵入防止には科学的な根拠がない」という否定的な意見があります。政府広報のインフルエンザ対策にもうがいは挙げられておらず、「うがいは、一般的な風邪などを予防する効果があるといわれていますが、インフルエンザを予防する効果については科学的に証明されていません」と記載されています。

確かにインフルエンザ予防にはエビデンスがないのですが、水道水を用いた「ガラガラ口うがい」に風邪の予防効果があることは、日本人を対象とした研究で証明されています。この研究についても第2章で詳しく説明します。

★1　感染部位によって風邪の症状は異なる

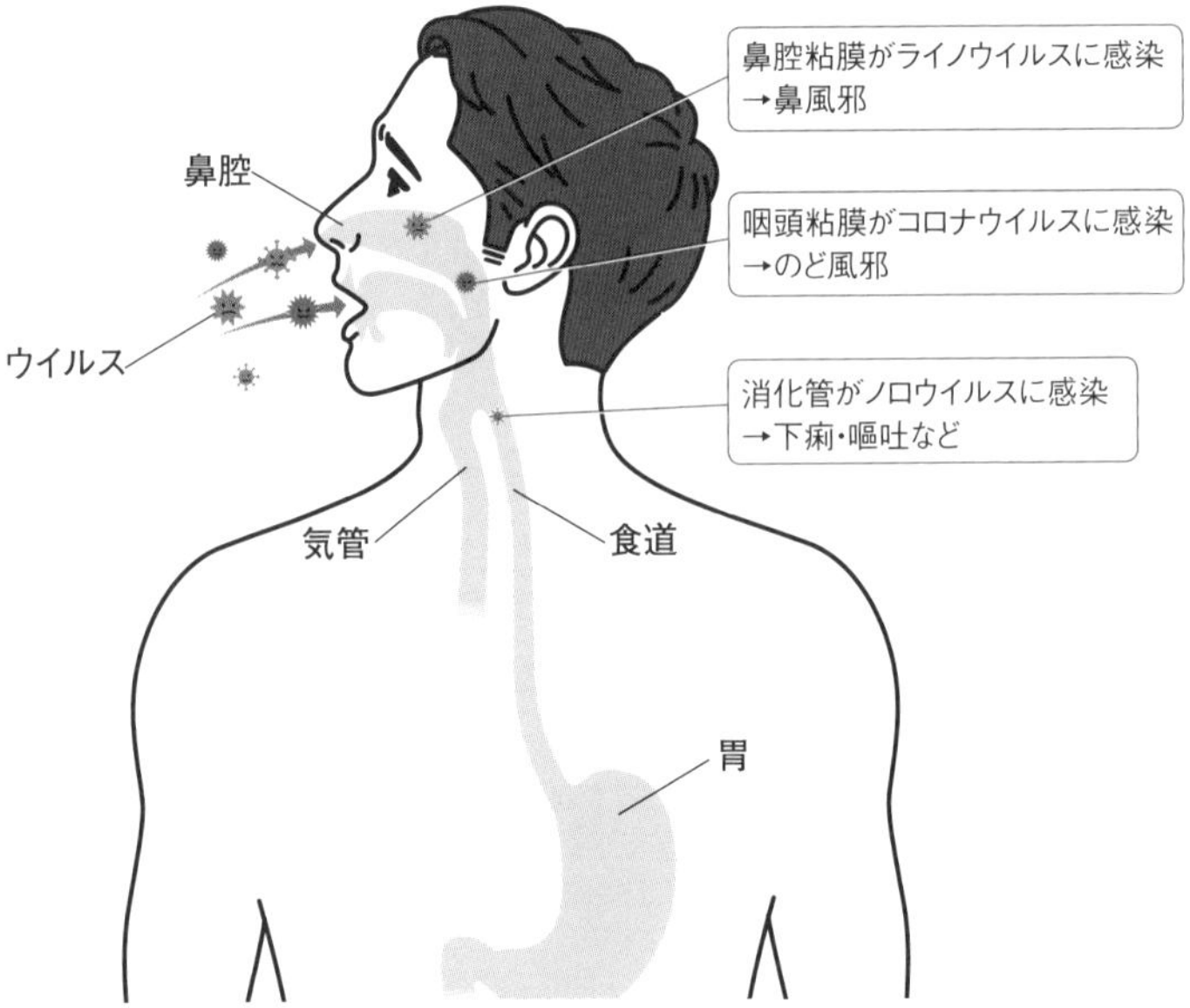

風邪をひいたときに最初にどんな症状が現れるかは、どの部位で感染したかによって決まる。

風邪の90％はウイルスが原因とされていますが、ウイルス感染が最初にどのような症状を引き起こすかは、感染した部位で決まります。つまり、ウイルスがどこの細胞に感染するかが重要なのです。どこの細胞に感染するするかはウイルスによって異なり、感染部位ごとに症状も違います（★1）。

例えば「鼻風邪」の原因となるライノウイルスは鼻腔粘膜の細胞に感染し、「のど風邪」の原因であるコロナウイルスは咽頭粘膜の細胞に感染します。そしてノロウイルスは飲食物を介して消化管の細胞に感染して、下痢や嘔吐などの消化器症状をもたらします（★1）。

ウイルスが細胞に侵入したときに結合するのは、細胞の表面などに存在するレセプター[*b]（受容体）という分子です。レセプターにはさまざまな種類があり、細胞の機能によってどんなレセプターをもっているかが異なります。また、ウイルスごとにどのレセプターに結合するかも違ってきます。

ウイルスは単独で増えることはできず、レセプターを介して生きている細胞に侵入し、その細胞のしくみを利用して自分を複製（自己複製）して増殖します。

つまりウイルスが人や動物などの宿主の細胞に侵入し、増殖している状態がいわゆる「感染」なのです。

ウイルスが多く存在する「上咽頭」を洗うために

新型コロナウイルスに感染しているかどうかを調べる検査として、「ＰＣＲ検査」がすっかり有名になりました。ＰＣＲ検査では、鼻の奥の粘膜（上咽頭粘膜）を綿棒でこすって検体を採取します（★2）。なぜ鼻の奥を調べるのかというと、口の奥の中咽頭粘膜をこするよりも鼻の奥の上咽頭粘膜をこすった方がウイルスの量が多く、陽性率も高いからです（P25★4）。

つまり、上咽頭粘膜が中咽頭粘膜よりも新型コロナウイルスのレセプターの数が多いということです。新型コロナウイルスのレセプターが鼻咽頭（鼻と上咽頭）粘膜に多いことは、研究でも報告されています（Sungnak W 2020）。

従来から行われているガラガラ口うがいで洗えるのは、内部がつるつるしている口の中と口の奥の中咽頭です。一方の鼻うがいは、繊毛という細かい毛がびっしり生えた鼻腔と上咽頭を洗うことができます。

体内に入った花粉や細菌、ウイルスなどは、つるつるの中咽頭よりも繊毛上皮で覆われた上咽頭に付着しやすいため、うがいでウイルスの除去をするのであれば、ウイルスがより多く付着している上咽頭を洗う鼻うがいが効果的だと考えられます（★3）。実際に鼻うがいに関しては、ガラガラ口うがいよりもはるかに多い数の論文が報告されています。しかも、そのうちの4分の3はここ20年間の報告となります。

ウイルスが体に入ってから発症するまでの時間（潜伏期）は、ウイルスがレセプターと結合

★2　新型コロナウイルスを検出するPCR検査

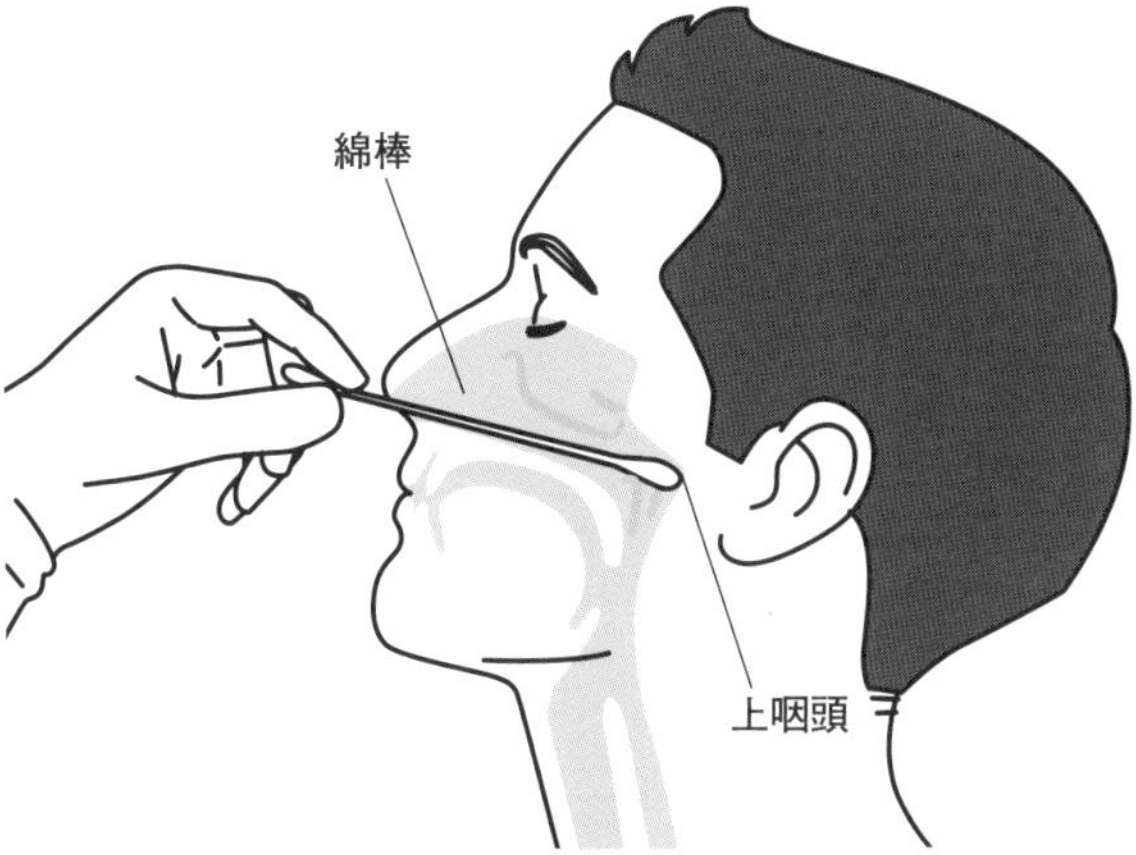

鼻から綿棒を入れて上咽頭粘膜の検体を採取し、PCR検査で陽性かどうか判断する。

★3　「鼻うがい」と「ガラガラ口うがい」の違い

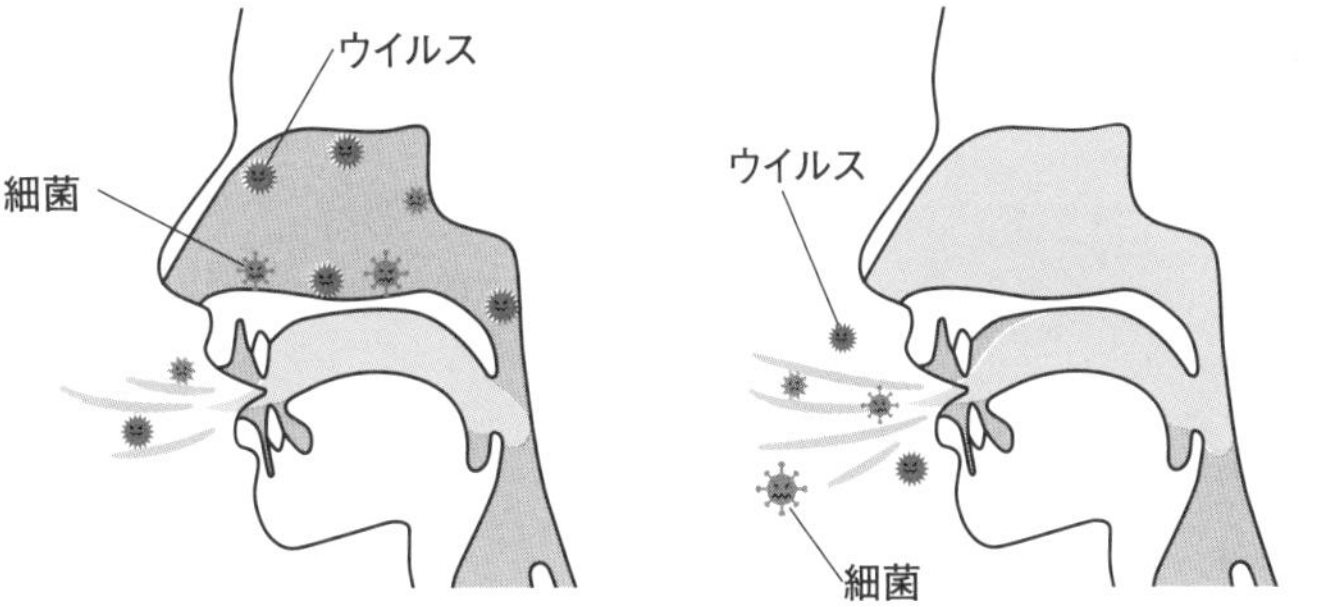

ガラガラ口うがい
口の中と中咽頭しか洗えず、鼻腔と上咽頭にウイルスや細菌が残っている。

鼻うがい
鼻腔と上咽頭も洗えるため、ウイルスや細菌をきれいに洗い流せる。

して、細胞に取り込まれてから増殖（自己複製）するまでに要する時間の長さで決まるといわれています。インフルエンザの潜伏期は1日程度と短く、一方の新型コロナウイルスは4〜5日と考えられています。そして、ウイルスの量は発症前後が一番多いと報告されています。

そのため、うがいで感染を予防するには、ウイルスが体に入ってから自己複製するまでの間にうがいを行うのが重要だと考えられます。「ウイルスが細胞に取り込まれるのは分単位の話なので、うがいの効果は期待できない」と、うがいに懐疑的な研究者もいますが、実際の臨床では必ずしもそうではないようです。

この点に関しても、第2章で詳しく説明します。

風邪の症状の震源地は「上咽頭」

風邪の症状には、「のどの違和感（のどがいがらっぽい感じなど）」「のどの痛み」「頭痛」「発熱」「咳」「鼻づまり・鼻水」「だるさ」「首・肩こり」「関節痛・筋肉痛」などがあります。これらの症状の中心となる場所、つまり震源地が上咽頭なのです。

★4　上咽頭の周辺の構造

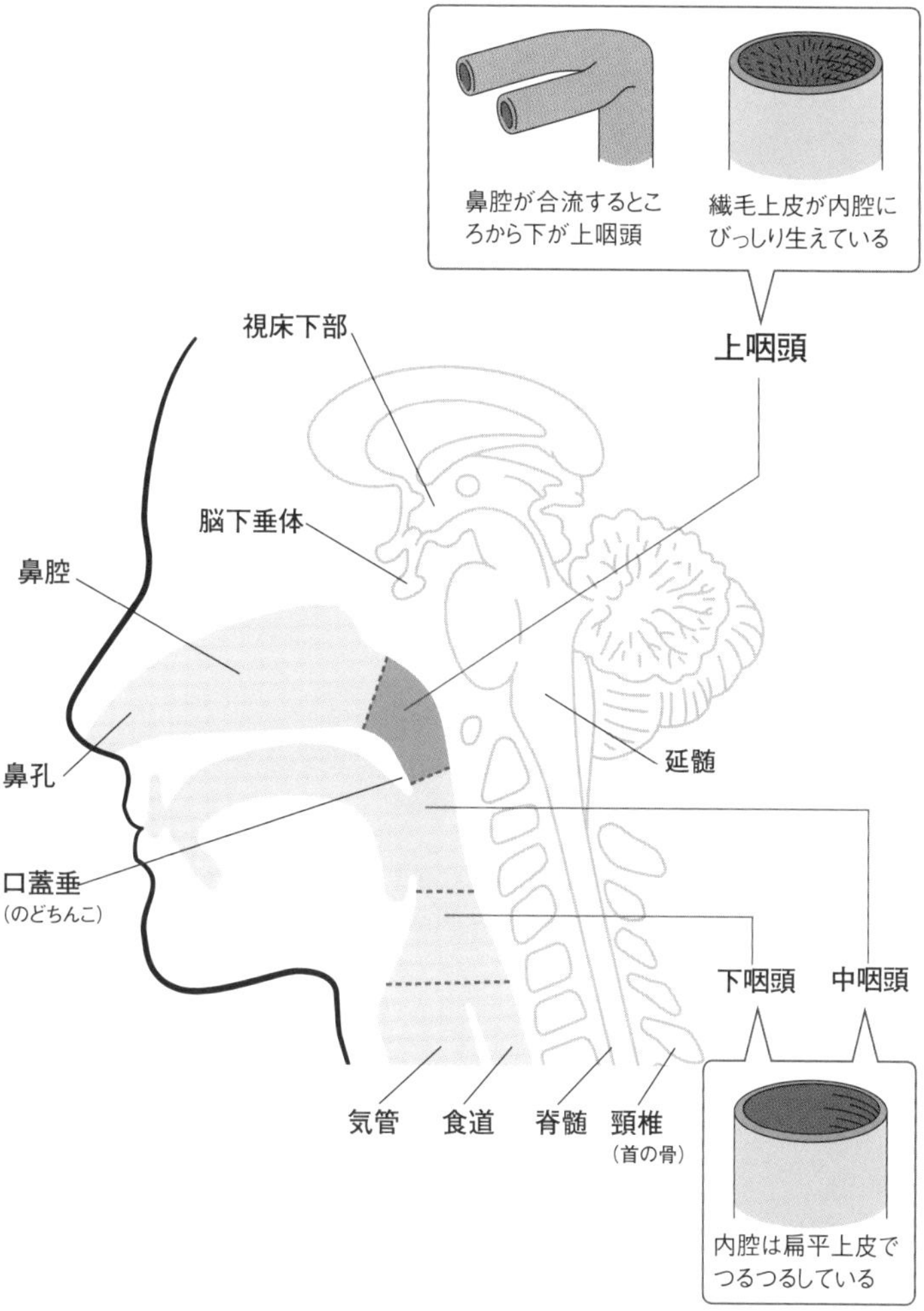

のど(咽頭)は上咽頭、中咽頭、下咽頭から構成されている。上咽頭の内部は繊毛上皮で覆われていてウイルスなどが付着しやすい。

上咽頭は鼻の奥、鏡でのどを見たときに口蓋垂（のどちんこ）裏の上にあたる部分で、自分で見ることはできません。先ほども触れましたが、上咽頭は、左右の鼻腔を通過した空気が合流することで流れが遅くなると同時に、前から後ろへ向かっていた空気の流れが上から下へと90度変わるため、ウイルスを含んだ空気の滞留が生じやすい場所です（P25★4）。上咽頭には樹状細胞やリンパ球などの免疫細胞が多く存在し、外敵であるウイルスを攻撃します。

上咽頭の表面は細かい毛の生えた繊毛上皮細胞で覆われていて、免疫の監視役として多数のリンパ球が繊毛上皮細胞の間に入り込んでいます。リンパ球は、ウイルスが入ってきたらいつでも戦えるように普段から準備を整えています。そして外敵であるウイルスが繊毛上皮細胞に侵入して増殖したとき、それを感知して戦闘状態に入るのです（★5）。

つまり、風邪をひくということは上咽頭が戦闘状態になるということで、いわば侵入したウイルス（ウイルス侵攻軍と呼ぶことにします）と、私たちに備わっている免疫細胞（免疫防衛軍と呼ぶことにします）との戦争だといえます。

上咽頭は免疫細胞が集中している場所です。ウイルスとの戦争が始まり上咽頭で炎症が起こると、リンパ球などの免疫細胞はサイトカインなどのさまざまな炎症物質を大量に作り出します。炎症物質は炎症が生じている部位にとど

★5　上咽頭の繊毛上皮細胞の様子

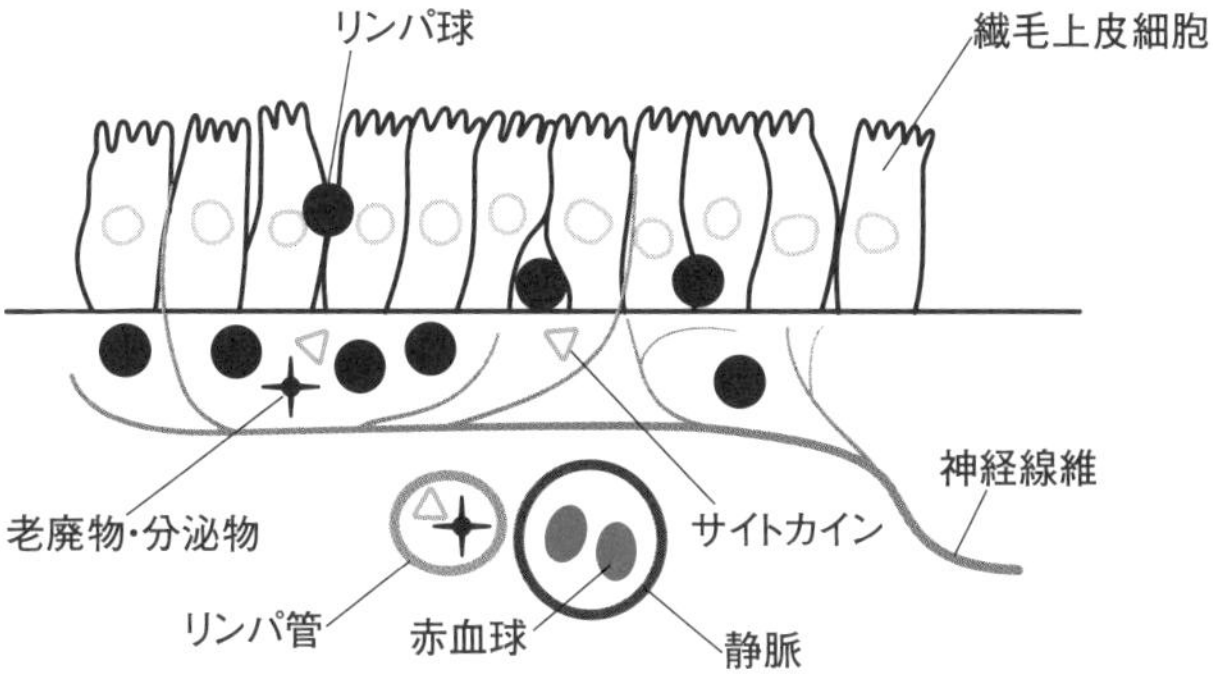

健康な状態

リンパ球が繊毛上皮細胞の間に入り込んでウイルスなどの侵入を監視している。

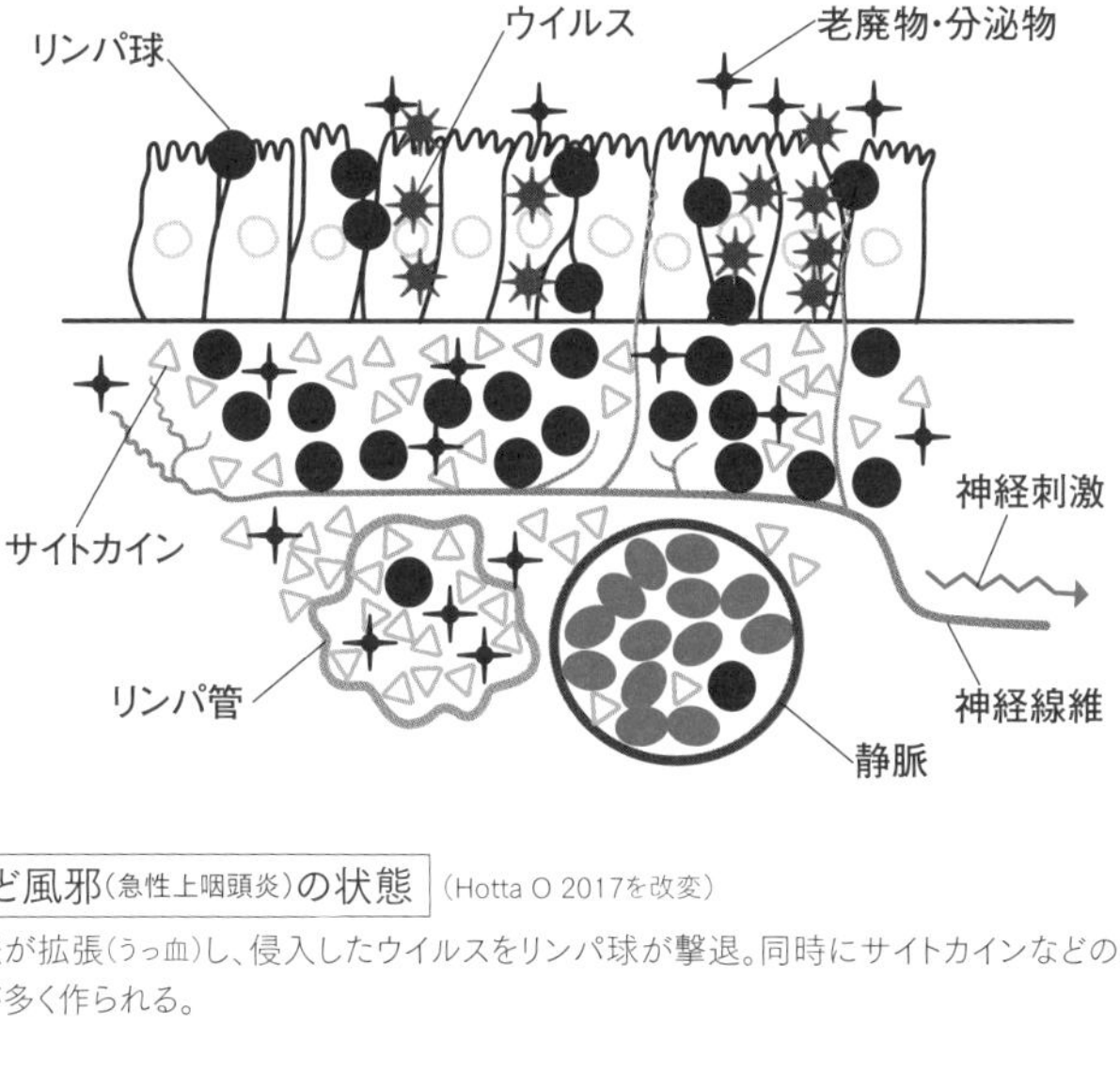

のど風邪（急性上咽頭炎）の状態　（Hotta O 2017を改変）

静脈が拡張（うっ血）し、侵入したウイルスをリンパ球が撃退。同時にサイトカインなどの炎症物質が多く作られる。

★6　上咽頭の炎症で引き起こされる症状

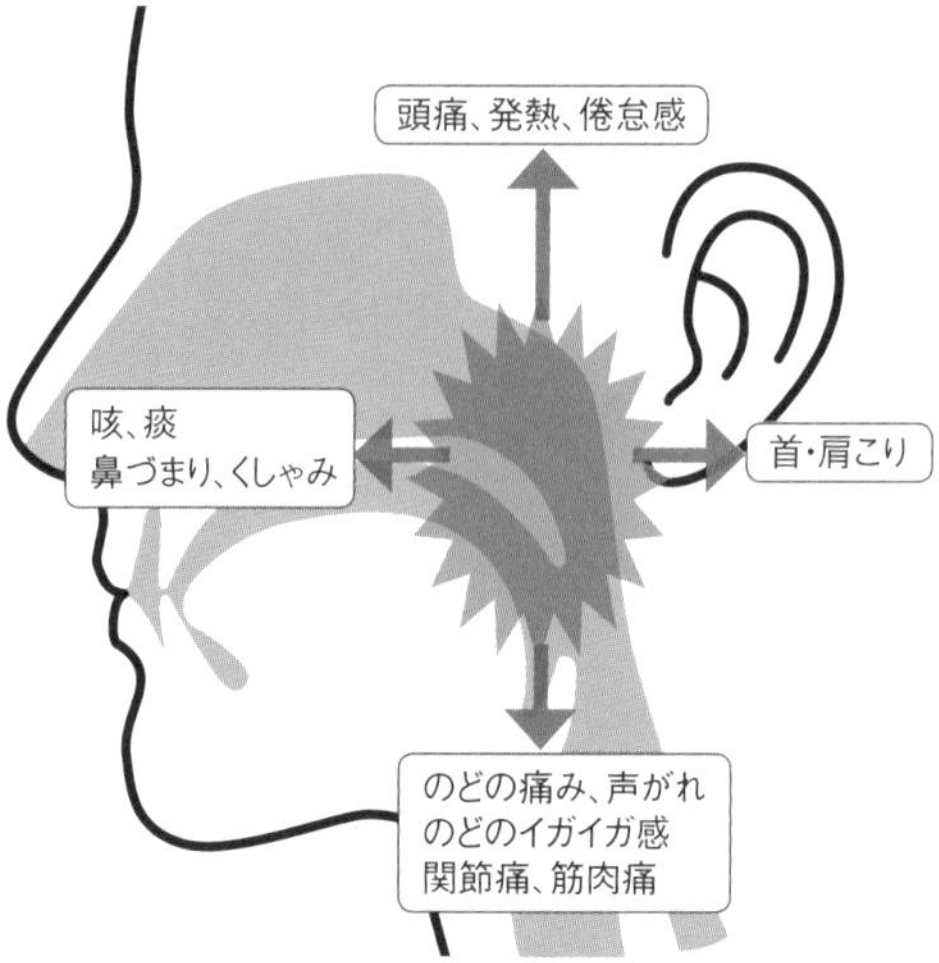

上咽頭で免疫細胞がウイルスなどと戦うことにより、体にはさまざまな風邪の症状が現れる。

まらず、一部は血液中に入って全身を巡ります。このため、腕や足などに関節痛や筋肉痛が出ることがあるのです。

さらにこの炎症物質が脳に送られることで、ウイルスと戦うために「体温を上げろ！」というスイッチが入ります。戦争中は戦場でウイルスと戦うエネルギーが大量に必要となるので、戦場以外ではエネルギーを節約しなければなりません。そのため、体全体には「休め！」のスイッチが入り、倦怠感が作り出されるのです。

ウイルスに感染した細胞は免疫防衛軍との戦いで死滅しますが、それらを排除する必要があるため、分泌物が増えて痰や咳の原因となります。

上咽頭には多くの神経が通っており、上咽頭の炎症による刺激は脳に伝達されます（P27★5）。こうしたウイルスとの戦いの影響により、頭痛、のどの痛み、発熱、倦怠感、首・肩こり、関節痛、筋肉痛など、風邪のときのさまざまな症状が引き起こされるのです（★6）。

ところで、上咽頭の炎症は鼻の奥の炎症なのですが、鼻の奥よりも下の中咽頭あたりが痛いと感じられることが多いようです。これは脳の勘違いによるもので、「のど痛」の原因の実に90％が上咽頭の炎症だという報告もあります（杉田麟也２０１０）。

新型コロナウイルス感染症による肺炎は免疫の暴走で起こる

ウイルスは宿主の細胞に侵入して増殖することで生き延びます。もし宿主が死んでしまったら自分も死んでしまうので、ウイルスは本来、宿主を死に追いやるような暴挙をするはずがありません。しかし、新型コロナウイルス感染症で問題となっているのは、肺炎で亡くなる人が多いことです。これは、新型コロナウイルスが肺に入って暴れているわけではなく、先ほども

★7　風邪をひくと上咽頭は戦闘状態に

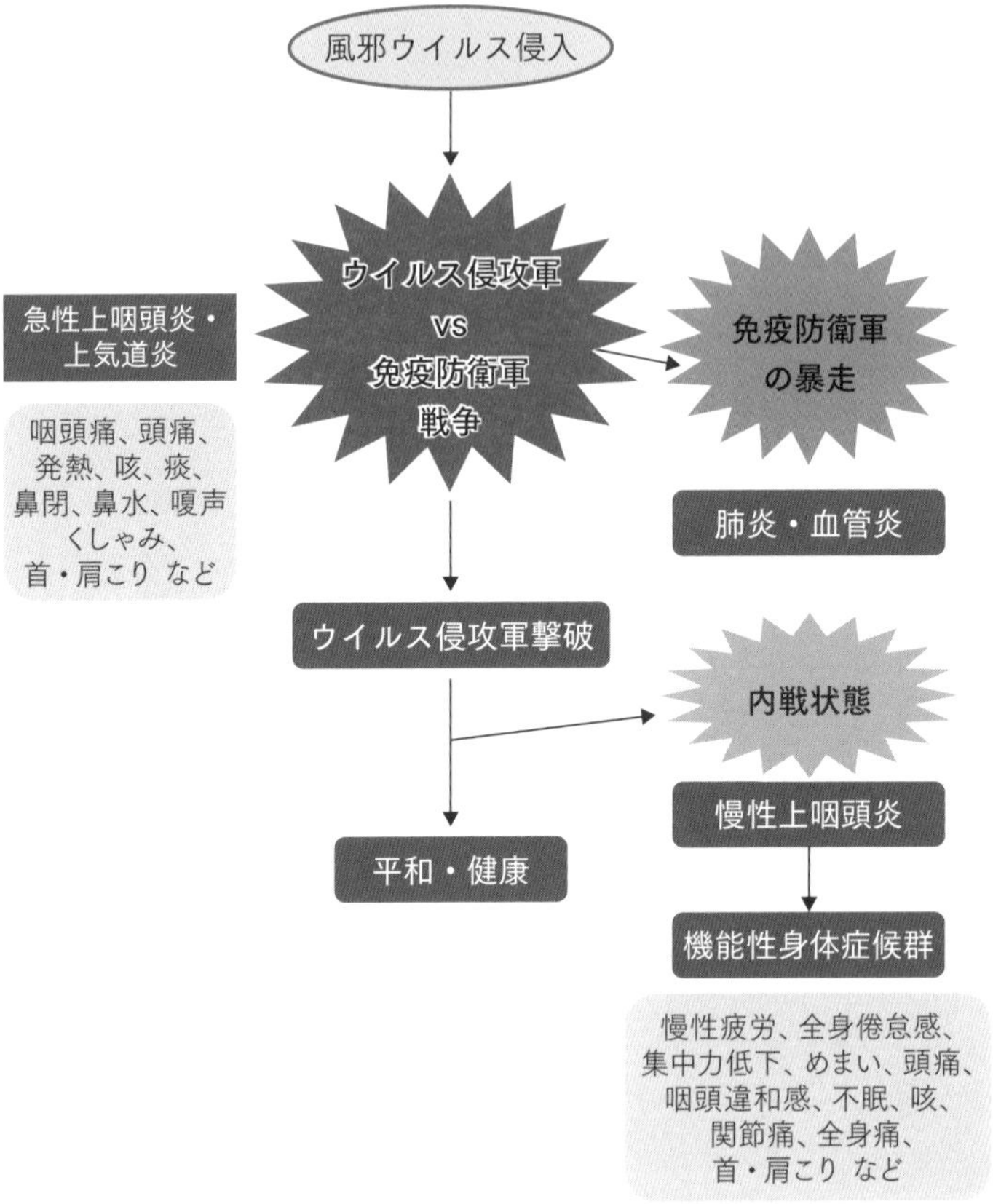

上咽頭では、「免疫防衛軍」が「ウイルス侵攻軍」と戦うことで風邪（急性上咽頭炎など）を発症。免疫防衛軍が暴走して体のほかの部分で病気を起こしたり、沈静化せずに慢性上咽頭炎になることも。

触れたサイトカインストームと呼ばれる免疫防衛軍の暴走によって引き起こされているのです。

実際、新型コロナウイルス感染症の人が肺炎を発症する時期は、ウイルス量が多い初期ではなく、ウイルス量のピークを過ぎてからです。また、ステロイドがこの肺炎に有効であることが報告されていますが、それはステロイドの免疫抑制作用が、免疫防衛軍の暴走にブレーキをかけるからだといえます。

また、新型コロナウイルス感染症では血栓ができやすいことや、子どもが感染した場合は川崎病に似た血管炎の症状が出るケースもあることが知られています。これも原因は新型コロナウイルスそのものではなく、免疫防衛軍の暴走だと考えられます（★7）。

新型コロナウイルス感染症とは直接関係ありませんが、風邪の種類を問わず、急性の咽頭炎を起こしたときにＩｇＡ腎症[*c]の血尿が悪化（急性増悪）することが知られています。

これは、尿を作る装置である腎臓の糸球体の血管炎が急激に悪化して、糸球体の細い血管が破れたために生じます。このときに患者さんの上咽頭を調べると、必ずといっていいほど激しい上咽頭炎がみられます。このことから私は、上咽頭の急性炎症が糸球体血管炎の引き金になると考えています（Hotta O 2019）。

感染症が治った後の不調は慢性上咽頭炎が原因？

ウイルスの侵入から始まった新型コロナウイルス感染症は、免疫防衛軍との戦争でウイルス侵攻軍がせん滅されれば終戦となり、体には健康という平和が戻るはずです。

ところが一部の人では、ＰＣＲ検査で新型コロナウイルスが検出されなくなっても、強い倦怠感など日常生活に支障が生じるほどの体調不良が続くことが分かってきました。この原因はまだ特定されていませんが、肺炎にまで至らず比較的軽症だった人の場合は、「慢性上咽頭炎」が関連している症例が多いのではないかと推察しています。

慢性疲労症候群の原因のひとつ

強い倦怠感や疲労感がみられる疾患に、「慢性疲労症候群」があります。この病気についてはまだ解明されていませんが、最近では脳の軽い炎症が関与している可能性が指摘されています。新型コロナウイルス感染症でなくても、風邪がきっかけで慢性疲労症候群を発症し、しかものどの痛みやのどの違和感を訴える患者さんは少なくありません。

私はこれまで、慢性疲労症候群を含む原因不明の体調不良に悩んでいる多くの患者さんの上咽頭を診療しましたが、実に90％以上の患者さんに激しい慢性上咽頭炎がみられました。第5章で詳しく触れますが、「EAT《イート》（上咽頭擦過療法）」という治療法で粘り強く治療すると、ほとんどの患者さんで疲労感や倦怠感が改善しました。

慢性上咽頭炎の特徴は、上咽頭に血がたまるうっ血とむくみです。それらによって脳への炎症刺激が生じたり、脳から老廃物を排泄するリンパ路の流れがスムーズにいかなくなることがあります。これが脳の機能に異常が起きることと関連するのではないかと私は考えています。詳しくはこれまでの私の著書をあわせてご覧ください（P190参照）。

ウイルスが排除されても、ウイルスと免疫との戦争である急性上咽頭炎で生じたうっ血状態が残り、慢性上咽頭炎に移行してしまうことがあります。敵であるウイルスはもういないので、ここでは上咽頭の内戦状態と呼ぶことにします。

つまり、新型コロナウイルス感染症を含む風邪は、風邪そのものの症状（上咽頭におけるウイルス侵攻軍と免疫防衛軍の戦争）も、その合併症（上咽頭を基点とした免疫防衛軍の暴走）も、そして風邪の後の長引く体調不良（上咽頭の内戦状態）も、実は上咽頭が震源地ということになります。

風邪ウイルス対策のポイントは、ウイルスから上咽頭を守る（戦争を起こさない）ことです。

もし感染を起こしてしまったら、暴走や内戦を起こさないために、炎症を起こしている上咽頭の状態を早めに改善させることが重要だといえるでしょう。

＊a…免疫細胞から分泌されるたんぱく質で、細胞同士の情報伝達を担う。サイトカインが増えすぎて「サイトカインストーム」が起きると、免疫が暴走してウイルスだけでなく正常な細胞まで傷つけてしまう。

＊b…細胞の表面や細胞内に存在していて、細胞が特定のウイルスや物質などに接したときに、最初に結合する分子。

＊c…腎臓の糸球体に免疫グロブリンＡ（ＩｇＡ）というたんぱくが沈着する病気。検尿でたんぱく尿や血尿がみられて発覚することが多い。

第 2 章

鼻うがいはどんな病気に効果があるか

「のど風邪」「鼻風邪」に効果的な鼻うがい

ここからいよいよ「鼻うがい」の話に入ります。

まず鼻うがいのエビデンス（科学的根拠）について、医学的に信頼度が高いとされるランダム[*d]化比較試験（ＲＣＴ）の報告を中心に解説します。

最初に紹介するのは風邪（急性上気道炎）に対する鼻うがいの研究で、「のど風邪や鼻風邪にかかったとき、治療として鼻うがいは効果があるか？」というものです。

研究1　鼻うがいは風邪の症状を軽くする効果がある（Ramalingam S 2019）

鼻うがいについては、これまでにいくつかの研究結果が報告されています。その中で科学的に最も評価できるのは、イギリスのエジンバラ大学の研究チームによって２０１９年に報告された探索的な研究です（★8）。

ここでは、ウイルス性の風邪を発症してから48時間以内の患者を２つに分けて、それぞれ「鼻うがい群（32人）」と「鼻うがいをしない群（34人）」としました。

★8　鼻うがいと風邪症状改善の関係

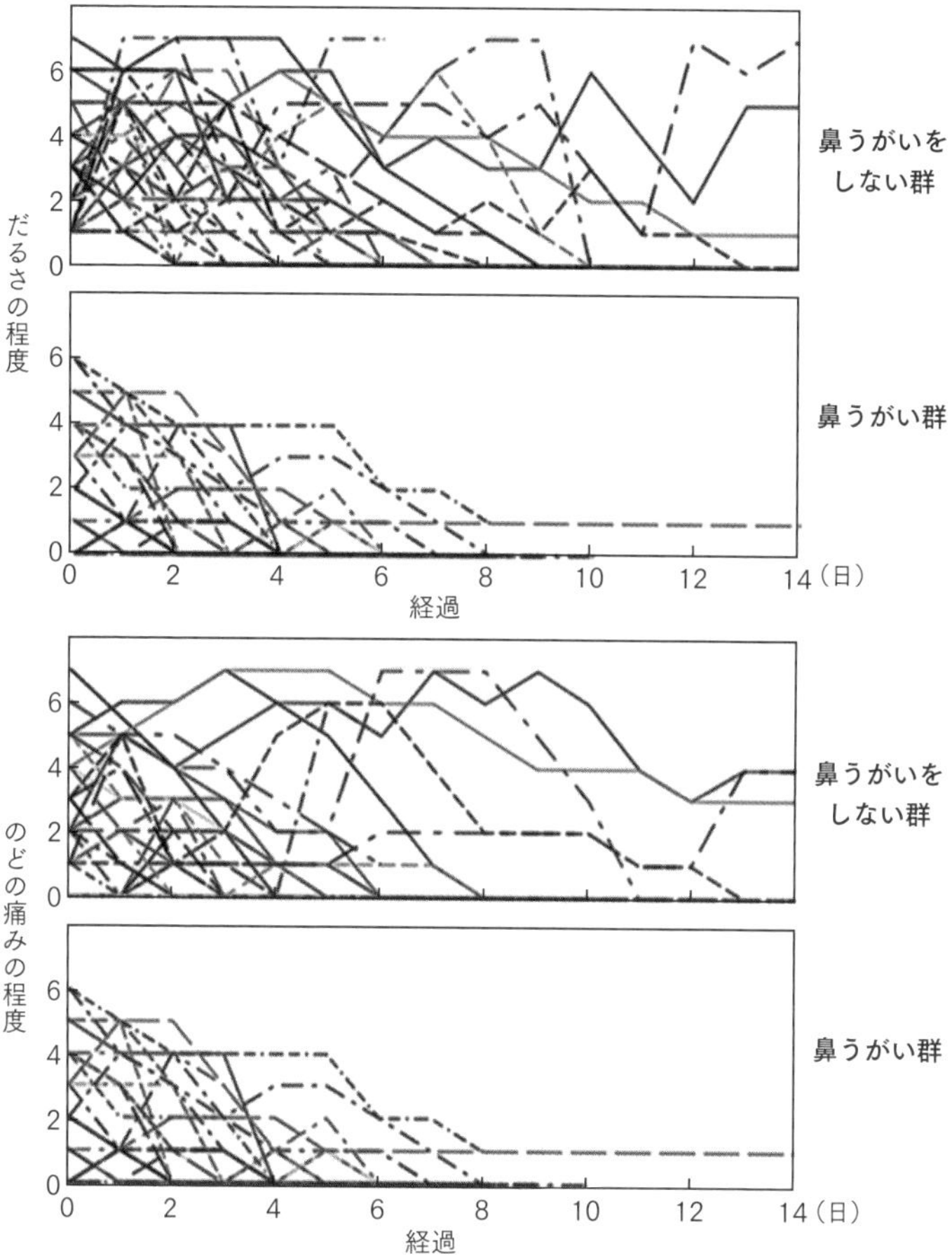

鼻うがい群は、だるさやのどの痛みが早く回復する。
（Ramalingam S 2019）

「鼻うがい群」は、高張食塩水（濃い食塩水）で最初の2日は鼻うがいを1日6回行い、その後は症状により回数を減らし、「鼻うがいをしない群」と比べた症状の推移とウイルスの減り方を調べました。

研究の結果、「鼻うがい群」は「鼻うがいをしない群」と比べて病気の期間が22％短縮され、市販薬の使用が36％減少、家族への感染が35％減少しました（★9）。さらに、体内からウイルスがいなくなるのが早まるという興味深い結果となっています。この研究チームは、ウイルス性の風邪に対する鼻うがい効果をしっかりと実証するために、さらに大規模な研究が必要だと述べています。

この研究で行われた鼻うがいの方法は、人の体液よりも塩分濃度の高い食塩水100㎖を容器に入れて、左右の鼻から一方ずつ吸い込むというもの。もう片方の鼻は指で押さえてふさぎます。インド伝承の鼻うがいに近い方法で、多少のコツが必要です（★10）。

鼻うがいを行うとき、人の体液の塩分濃度0・9％と同じ濃度の「生理食塩水」を使用すると、鼻がツンとしにくく快適です。しかし、この**研究1**の「鼻うがい群」では、生理食塩水よりも塩分濃度の高い高張食塩水を鼻うがいに用いました。なぜかというと、この研究に先がけて行われた次のような実験が根拠となっています。

★9　鼻うがいで風邪の症状が軽くなる

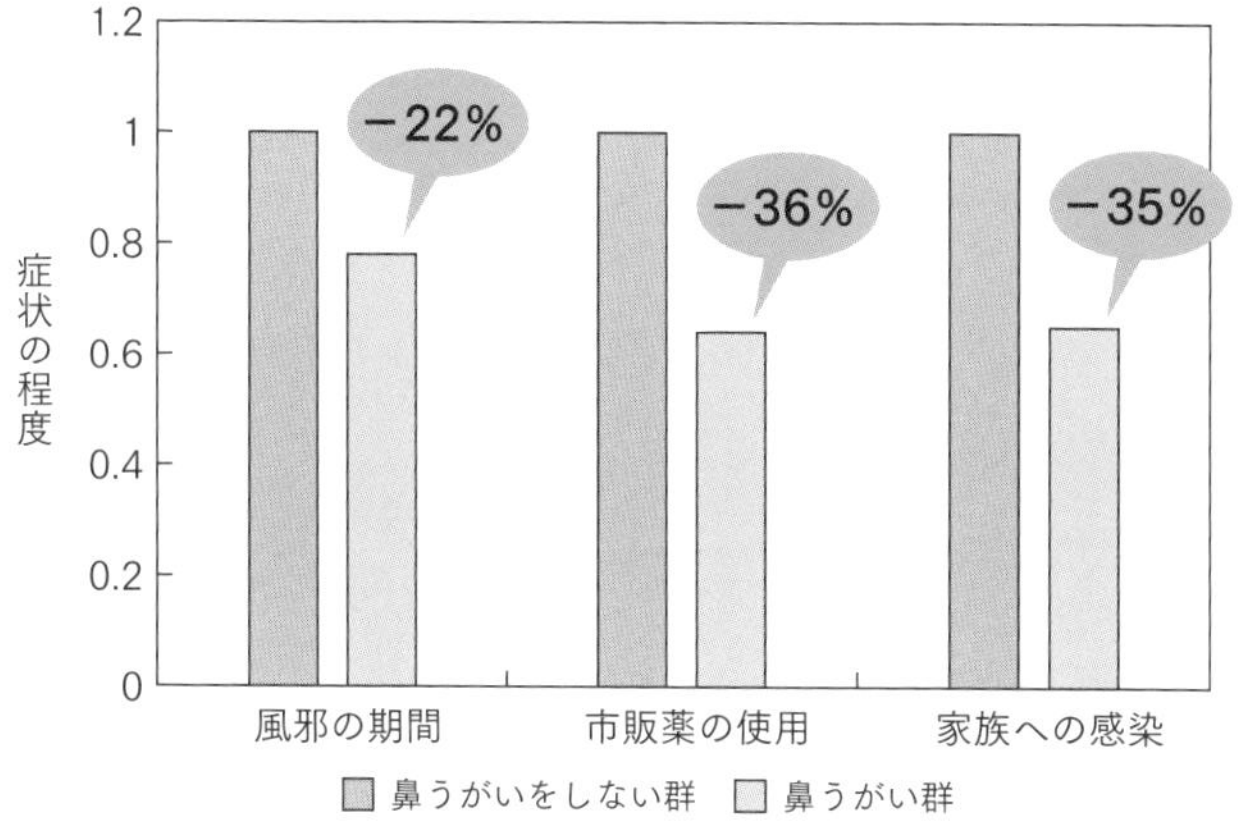

鼻うがいをしない群の風邪の症状を1としたときの鼻うがい群の風邪の症状の程度。
3項目とも軽減している。
（Ramalingam S 2019を基に作成）

★10　エジンバラ大学の研究での「鼻うがい」

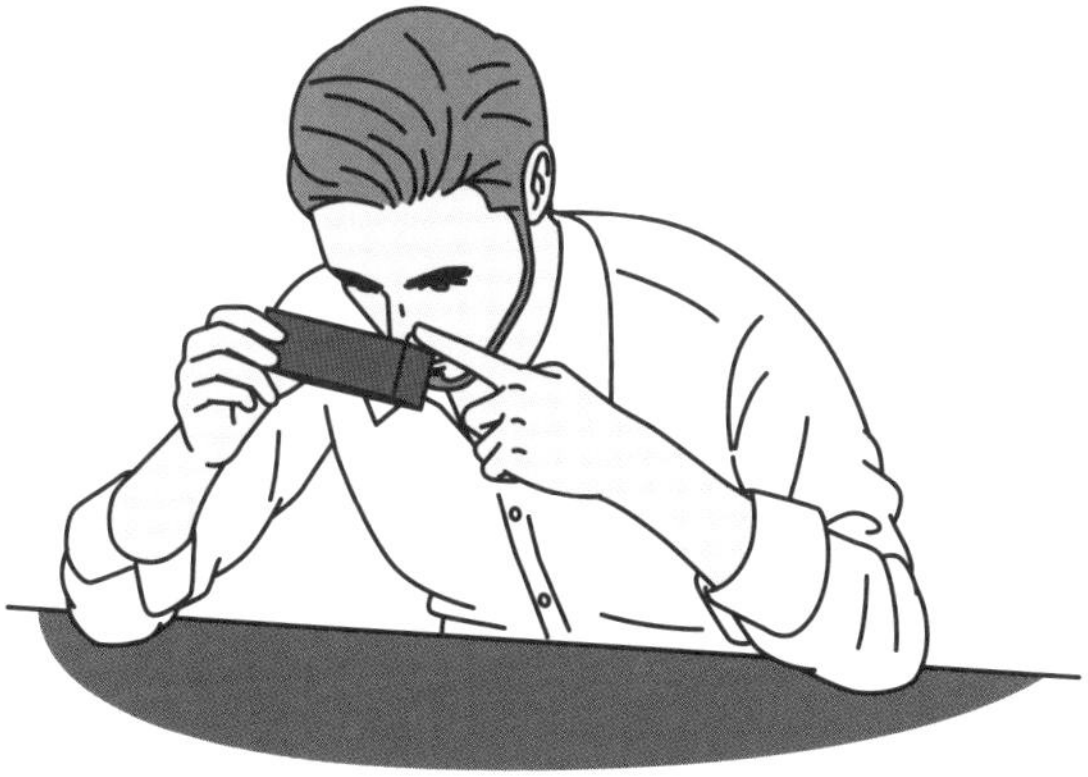

研究1の「鼻うがい群」は、片方の鼻を指でふさぎ、もう片方の鼻から高張食塩水を吸い込む鼻うがいを両方の鼻で行った。

研究2　食塩水の濃度が高い方がウイルスの増殖を抑える（Ramalingam S 2018）

エジンバラ大学の研究チームが**研究1**に先がけて行ったのは、コロナウイルスを含むさまざまな種類のウイルスを感染させた細胞を使った基礎的な実験です。

ウイルスを感染させた細胞に食塩水を加えると、食塩水の濃度が上がるにつれて、細胞内で作られる次亜塩素酸[*e]が、ウイルスの増殖を抑えることが分かりました。食塩水が抗ウイルス効果をもつことを証明したのです（P42★11）。

この実験結果に基づいて、**研究1**では鼻うがいの効果を高めるために、1・5%、2%、2・5%、3%の高張食塩水の中で、それぞれの患者が使用に耐えられる最も高濃度の食塩水を使用して行われました。

またこの**研究2**からは、コロナウイルス、ヘルペスウイルス、RSウイルスなど、さまざまなウイルスの増殖が食塩水で抑えられることが分かりました。

その一方で、いくつかの種類のウイルスは、食塩濃度を上げても増殖が抑制されませんでした。そのひとつがインフルエンザウイルスです。インフルエンザは毎年多数の死亡者が出る、いわずと知れた「恐ろしい風邪」です。インフルエンザも飛沫感染などの空気媒介感染が起こりやすく、鼻うがいが有効かどうかは重要なポイントです。

インフルエンザに対する鼻うがいの効果は？

先ほどのエジンバラ大学の論文（**研究1**）には、鼻うがい群32人中の30人、鼻うがいをしない群34人中の31人について、観察期間中の最初の4日間におけるウイルス量の変化が、1人ずつ詳細に記載されています。

それによると、鼻うがい群の中にコロナウイルス感染者は7人いて、そのうち6人は鼻うがいによって顕著なウイルス量の低下がみられました。しかし、鼻うがい群でインフルエンザだった人は1人だけで、この人は鼻うがいによるウイルス量の減少がみられませんでした。

では、食塩水でウイルスの増殖が抑制できないインフルエンザに対しては、鼻うがいを行っても効果がないのでしょうか？　**研究2**の食塩水にインフルエンザウイルスを抑える効果が認められなかった細胞実験の結果と、**研究1**の論文の中の1症例のみで、インフルエンザに対する鼻うがい効果を否定してしまうのは、いささか強引ではないかと思います。

そこで、2011年に中国から報告された論文を紹介します。

★11　感染細胞内のコロナウイルス増殖と食塩濃度の影響

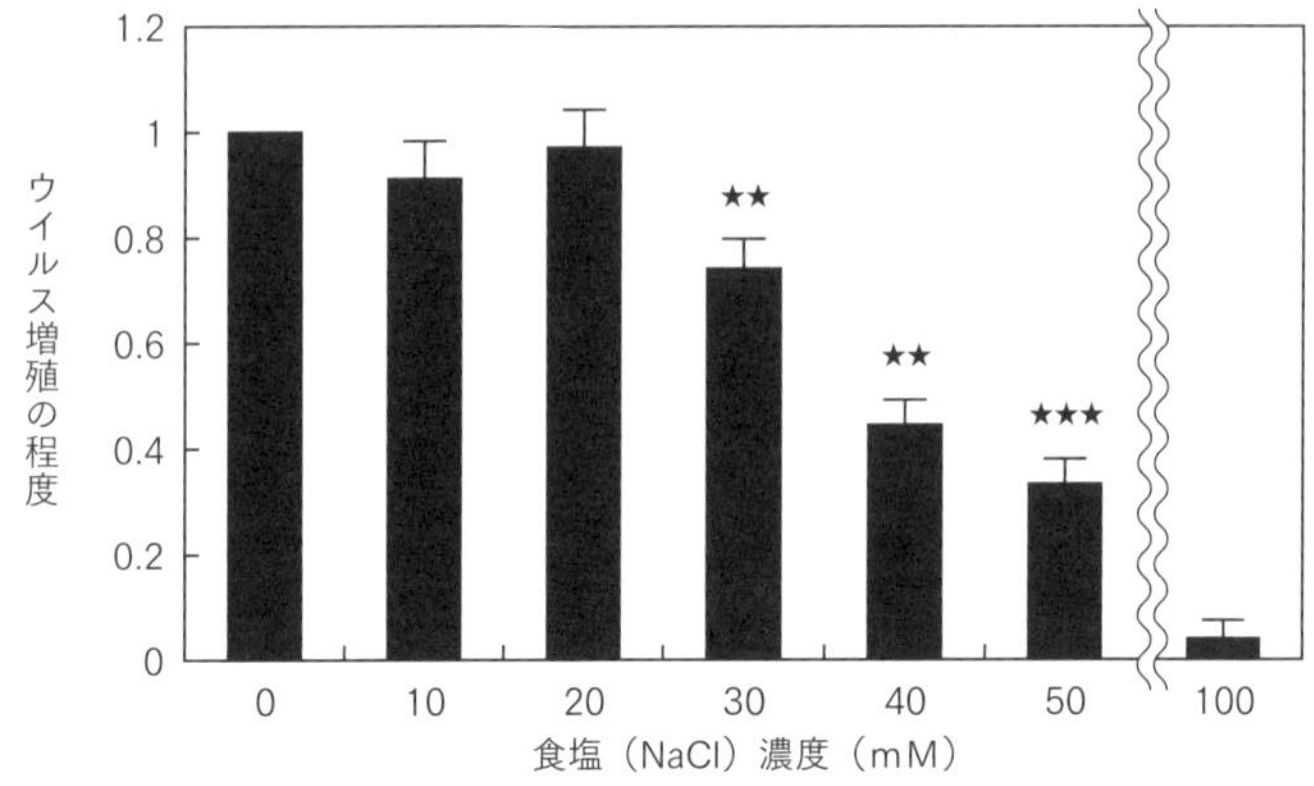

細胞内のコロナウイルス増殖は、食塩濃度が上がるにつれて抑制される。
（Ramalingam S 2018）

★12　鼻うがいで早まる風邪とインフルエンザからの回復

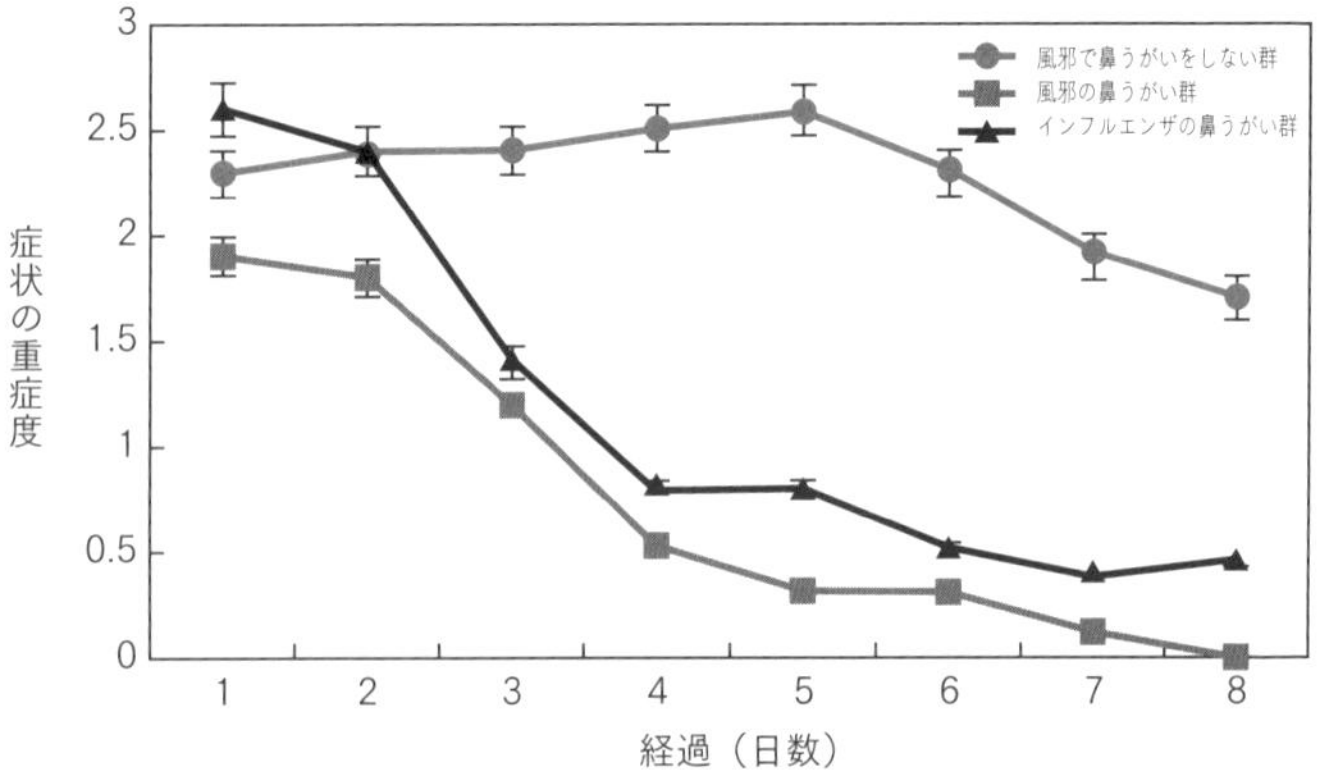

病気の期間が、風邪の鼻うがい群は平均4日、インフルエンザの鼻うがい群は平均3日短縮した。（Ao H 2011）

研究3　鼻うがいをするとインフルエンザも風邪も早く治る（Ao H 2011）

この中国の論文には、発症後2日以内の風邪患者（非インフルエンザ患者）22人と、インフルエンザ患者8人を対象に、鼻うがいの効果を検証した研究報告が記されています。

まず、風邪患者を「鼻うがい群10人」と「鼻うがいをしない群12人」に無作為に分けました。一方、インフルエンザ患者8人は全員が「鼻うがい群」で、「鼻うがいをしない群」がないという変則的なRCT研究です。「鼻うがい群」は、鼻うがいを1日3回（7時・13時・20時）実施しています。

この論文には、残念ながら肝心の鼻うがいの内容についての詳しい記載がありません。論文に記載されている商品名から、アメリカ製の市販鼻うがい器具（容量240㎖）を使用していると思われますが、鼻うがい洗浄液の内容についても詳細は不明です。

研究の結果をみると、「鼻うがい群」は風邪患者もインフルエンザ患者も、「鼻うがいをしない群」に比べて、良好に回復しているのが一目瞭然です（★12）。病気にかかっていた期間は、風邪患者で平均4日、インフルエンザ患者で平均3日短縮されました。

インフルエンザ患者には「鼻うがいをしない群」がいなかったので、インフルエンザに対する明確な結論は出ませんが、インフルエンザの症状が通常の風邪より重いことを考えると、インフルエンザに対して鼻うがいが有効である可能性を示唆しているとはいえそうです。「鼻うがいがひょっとしたらインフルエンザに効くかもしれない」という程度の解釈が妥当だと考えられます。

インフルエンザは特効薬による治療が主流

鼻うがいが「治療」としてインフルエンザに有効かどうかは、実際にはそれほど重要ではないかもしれません。なぜなら、インフルエンザにはすでに特効薬が何種類も存在し、保険適用薬として使用可能だからです。仮に鼻うがいが有効であったとしても、インフルエンザの患者さんにあえて鼻うがいをすすめる必要性が乏しいのです。

また、インフルエンザの流行期に院内感染を防ぐためには、インフルエンザの患者さんが他の患者さんと接したり、病院内をあちこち移動したりしないように工夫して、なるべく早く診察を行い、短時間で帰宅させることが重要です。インフルエンザの特効薬があるのに、時間をかけて「鼻うがい」の説明をする医師はいないと思います。

しかし、インフルエンザの「治療」ではなく「予防」となると事情が違ってきます。鼻うがいでインフルエンザを予防できるかどうかについては、この章のP61で詳しく説明します。

新型コロナウイルス感染症に関しては、インフルエンザとは異なり、現時点でＷＨＯ（世界保健機関）は今後も特効薬が登場しないかもしれないとの見解を公表しています。これまで従来のコロナウイルスが原因となる「のど風邪」にも特効薬がなかったのですから、それもうなずける話です。新型コロナウイルス感染症は、予防が非常に重要だといえるでしょう。

アレルギー性鼻炎・花粉症の人
➡就寝前に鼻うがいを

風邪以外の病気で、鼻うがいが効果的だとされ、さらにエビデンスがあるものを紹介します。鼻うがい研究で報告数が最も多いのは「アレルギー性鼻炎」です。

アレルギー性鼻炎は、花粉やハウスダストなどの抗原（アレルゲン）が鼻の粘膜から体内に取り込まれることによって起こるアレルギー疾患です。連続したくしゃみや、鼻づまり、透明な鼻水などの症状が現れます。ここ数年、私の周りでも患者さんが増える傾向がみられます。

アレルギー性鼻炎に対する鼻うがいに関しては、プールに入った後に症状が悪化するケースがあることなどから、以前は鼻うがいの洗浄液によって鼻粘膜が傷つけられるのでは、という否定的な見解もありました。

しかし最近では、鼻粘膜を洗浄することによって炎症を抑える効果が注目されていて、鼻粘膜が炎症を起こしているアレルギー性鼻炎では、鼻粘膜の洗浄は好ましいという考え方が一般的になってきています。

花粉症に対しては、鼻うがいによってスギ花粉などの抗原を除去する効果があるほか、炎症性のケミカルメディエーター[*f]や白血球の一種である好酸球から放出された粒状のたんぱく質を除去する効果も期待できます。なお、花粉は主に鼻の入り口に近い部分に付着しているため、花粉を除去するには鼻うがいの洗浄液は低容量（少量）で事足ります。

アレルギー性鼻炎では、夜間優位だった副交感神経系が早朝に交感神経系に切り替わるときに交感神経が過度に働いて、朝起き抜けに、くしゃみや鼻水といった鼻炎症状がよく現れます。これを「モーニングアタック」といいます。

モーニングアタックが起こる原因は、鼻前部に付着したスギ花粉が、夜通し鼻粘膜を刺激することです。就寝前に鼻粘膜をよく洗浄することで症状の軽減が期待できることから、鼻うがいのタイミングは就寝時が良いとされています。

複数の臨床試験の結果を総括的に評価することで、世界的に信頼度の高いコクランシステマ[*g]

ティックレビューでは、全部で14報のランダム化比較試験の報告（患者総計747人）をもとに検証した結果、「エビデンスレベルは不十分であるが、アレルギー性鼻炎に対する鼻うがいの有効性が示唆される」としています（Head K 2018）。

慢性副鼻腔炎にも効果が見込める鼻うがい

慢性副鼻腔炎（ちくのう症）は、鼻腔の周囲にある空洞（副鼻腔）に炎症が起こり、うみが混じった鼻水が出たり、鼻水がのどに流れて気管支炎や咽頭炎などを起こす疾患です。鼻づまりによって集中力の低下や頭痛、嗅覚障害などが起こることもあります。

海外では、以前から慢性副鼻腔炎に対して鼻うがいが補助療法として広く用いられてきました。また、最近では内視鏡的副鼻腔手術後のケアとして鼻うがいが有効だという論文がいくつも報告されています。

研究4　鼻うがいで慢性副鼻腔炎患者のQOLが改善（Rabago D 2002）

成人の慢性副鼻腔炎患者76人を対象として行われた鼻うがいの研究があります。観察期間は6カ月で、比較的多い量（中容量／150㎖）の2%高張食塩水を用いて行われました。その結果、「鼻うがい群（52人）」は「鼻うがいをしない群（24人）」に比べて、日常生活を送るための生活の質である「QOL（クオリティ・オブ・ライフ）」が改善され、薬を減らせたことが報告されています。

慢性副鼻腔炎では副鼻腔内まで洗浄する必要があるので、原則的には高容量の洗浄水が必要です。食塩水の濃度に関しては高張食塩水の方が効果的に思えますが、患者さんのQOLの改善という点では、高張食塩水が生理食塩水よりも優れているという結果は、これまでのところ得られていません。

これらのことから、コクランシステマティックレビューでは、「高容量の高張食塩水を用いた毎日の鼻うがいは、慢性副鼻腔炎患者においてある程度の利益があるだろうが、そのエビデンスレベルは低い」と結論づけています（Chong LY 2016）。

鼻うがいの4つのメカニズムとは

今まで、鼻うがいについてさまざまなエビデンスをひと通り紹介しました。ここでは、鼻うがいのメカニズムと効果についてまとめてみます。

鼻から吸い込まれたウイルスや細菌などの病原体、ほこり、花粉、炎症物質などは、鼻腔と上咽頭粘膜に付着します。それを洗い流して上咽頭を清潔に保つことが鼻うがいの主な目的です。これ以外に鼻うがいには次のような効果があります。

①鼻咽頭（鼻と上咽頭）**の繊毛上皮細胞の働きを良くする**
②繊毛上皮細胞からの粘液の過剰な分泌を抑える
③鼻咽頭粘膜のむくみを改善する（高張食塩水の場合）

また、鼻うがいの注目すべき効果として、鼻うがいに用いた食塩水から塩素イオンが上皮細胞に取り込まれ、細胞内で抗ウイルス作用をもつ次亜塩素酸が作られることにより、

④ウイルスの増殖を抑える

ということが報告されています（P50★13）。

★13　鼻うがいのメカニズムと効果

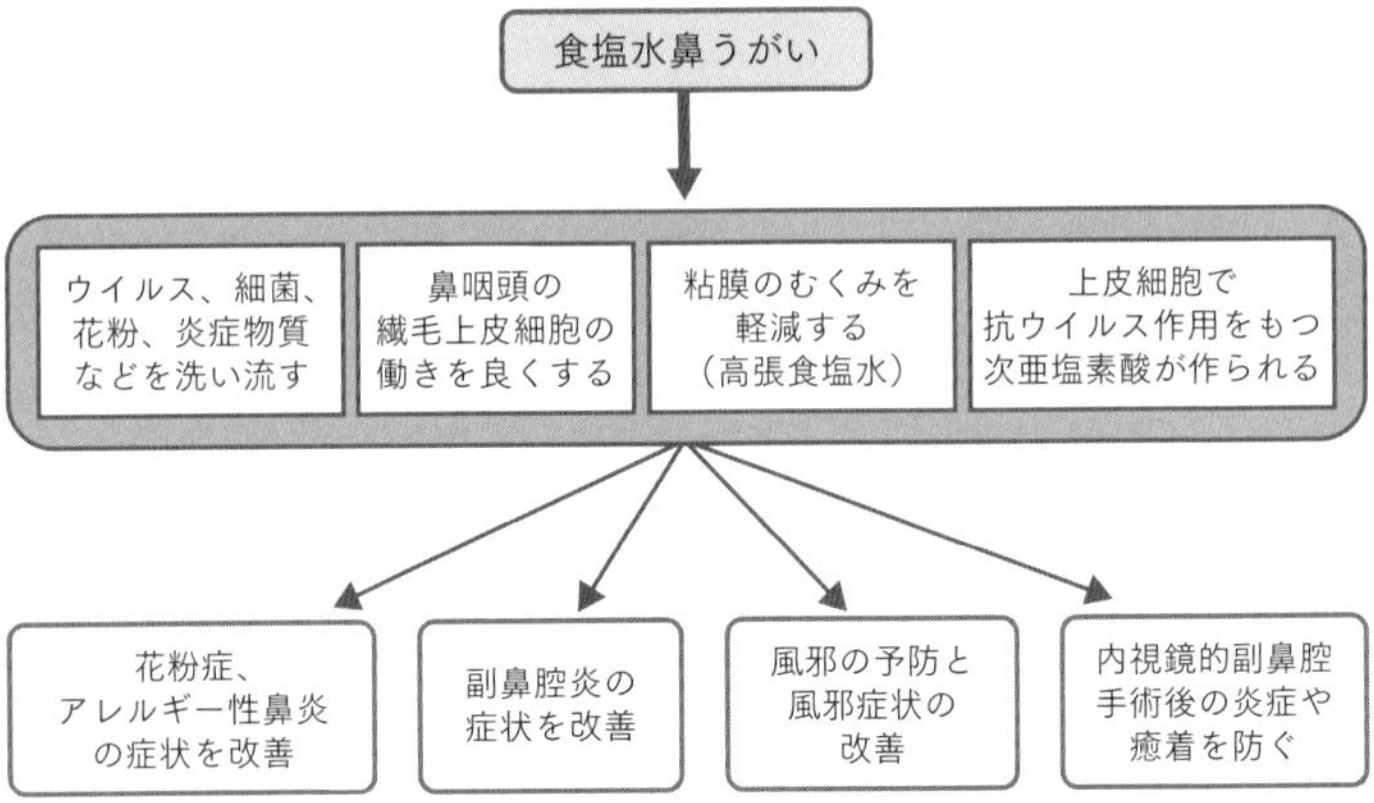

食塩水鼻うがい
ウイルス、細菌、花粉、炎症物質などを洗い流す
鼻咽頭の繊毛上皮細胞の働きを良くする
粘膜のむくみを軽減する（高張食塩水）
上皮細胞で抗ウイルス作用をもつ次亜塩素酸が作られる
花粉症、アレルギー性鼻炎の症状を改善
副鼻腔炎の症状を改善
風邪の予防と風邪症状の改善
内視鏡的副鼻腔手術後の炎症や癒着を防ぐ

鼻うがいによる新型コロナウイルス感染症の予防は、本書の重要なテーマのひとつです。では本当に鼻うがいで予防できるのでしょうか？

新型コロナウイルス感染症は人類にとって登場したばかりの病気であり、「新型コロナウイルス感染症を鼻うがいで予防する」という取り組みの報告はまだありません。ただ新型コロナウイルスも基本的には風邪を引き起こすウイルスなので、鼻うがいで風邪が予防できるかどうかが鍵を握るでしょう。

風邪に対する「治療」としての鼻うがいの報告は、これまで説明したようにいくつかありますが、残念なことに「予防」としての報告はほとんどありません。予防として毎日の生活に取り入れるほどには、鼻うがいが手軽ではなかったからかもしれません。そこで、鼻うがいの風邪予防効果のヒントになる報告を紹介しながら、その可能性について考えてみます。

「ガラガラ口うがい」には水道水を使う

研究5 風邪予防には、ヨード液でなく水道水でのガラガラ口うがいがおすすめ (Satomura K 2005)

私たちが手軽に行ううがいといえば、日本人が伝統的に（特に風邪が流行する季節に）行っている「ガラガラ口うがい」です。このガラガラ口うがいの風邪予防効果を科学的に実証したのは、京都大学の川村孝氏らの研究チームです。

この研究チームは2002〜2003年にかけての冬に、北海道から九州まで全国18地域で、うがいの風邪予防効果を検証しました。

この研究ではボランティアを387人募り、「水でうがいをする群」「ポビドンヨード製剤（ヨード液）のうがい薬でうがいをする群」「うがいをしない群」に分けました。水、またはヨー

★14　ガラガラ口うがいは水で行うと効果的

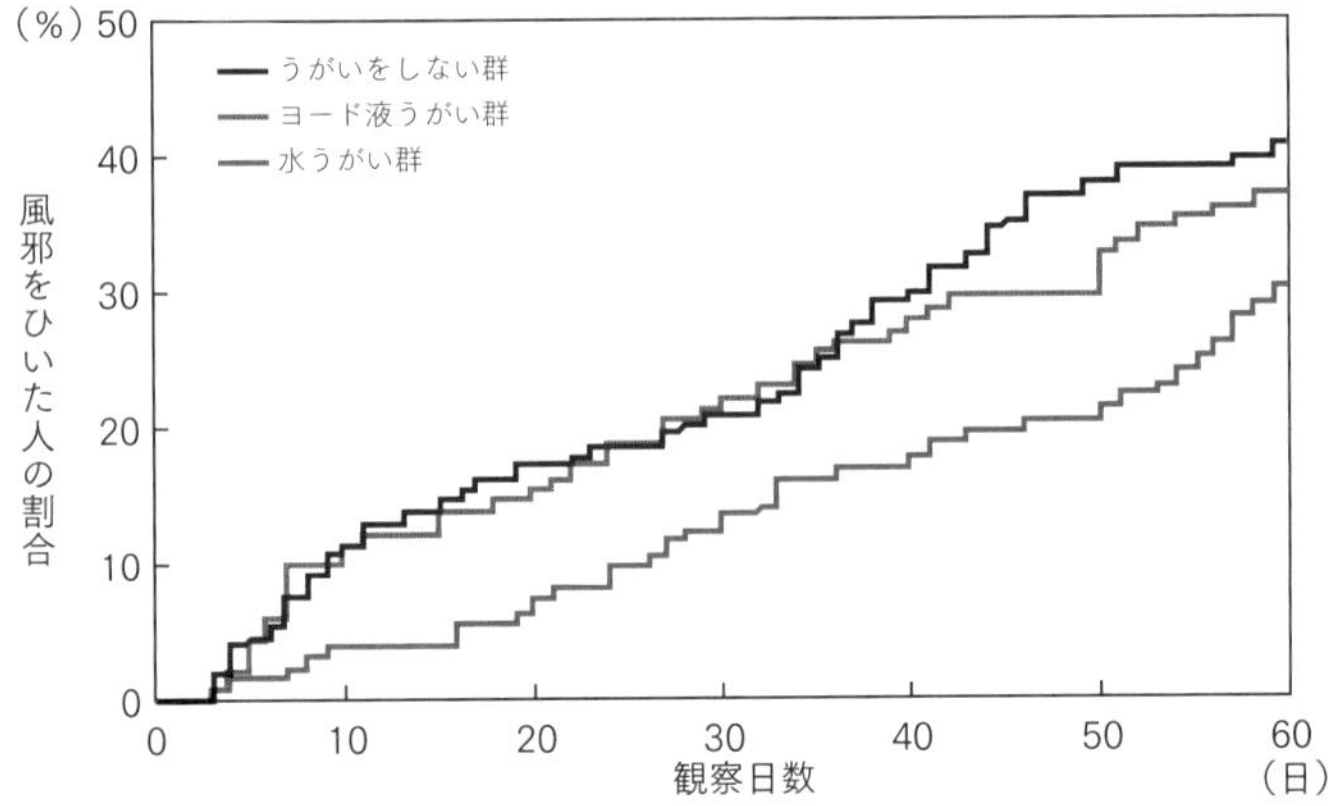

水でうがいした方がヨード液でうがいするよりも風邪の発症率が抑えられた。
(Satomura K 2005)

ド液でうがいをする群には、15秒×2回のうがいを1日3回行うことを2カ月間続けてもらい、風邪の発症状況を追跡調査したのです。

その結果、「水でうがいをする群」は「うがいをしない群」に比べて、風邪の発症率が40%も抑えられたことが確認できました。一方、「ヨード液のうがい薬でうがいする群」は、風邪の発症率の抑制が12%程度にとどまっていて、「うがいをしない群」に比べて統計学的に有意な抑制効果が認められませんでした（★14）。

水でのうがいに風邪を抑制する効果がみられた理由として、研究チームは次の2点を挙げています。

①うがいをするときに口の中で起こる水の乱流によって、ウイルスそのものやウイルス感染を引き起こしやすくする物質（たんぱく分解酵素）が洗い流される

②水道水に含まれる塩素が何らかの効果を発揮する

また、ヨード液のうがい薬でうがいをしても水のような効果が出なかったことについては、のどに常在している細菌叢（特定の環境で生育する細菌の集合）をヨード液が破壊して、風邪ウイルスの侵入を許したり、のどの正常な細胞を傷つけたりすることが原因として考えられる、としています。

研究6　子どももガラガラ口うがいで風邪を予防できる（Noda T 2012）

研究5の論文が出た後で、福岡の2〜6歳の小児1万9595人を対象として、かなり大規模な「ガラガラ口うがい」の風邪予防の効果（発熱の頻度）を検証した研究が報告されています。これは「非ランダム化前向き試験」といって、これから生じる現象を観察していく研究です。

その結果、水道水、食塩水、緑茶、機能水のいずれかを使用して「うがいをした群」（1万5859人）は、「うがいをしなかった群」（3736人）に比べて、20日間の観察期間中に

発熱した頻度が、有意に少なかったことが確認されました。

風邪予防の手段として、どういうわけか最近、厚生労働省もマスコミもあまり取り上げなくなった「ガラガラ口うがい」ですが、ある程度の風邪予防効果があると考えるのが妥当だと私は思います。

アラブで流行する風邪には「鼻すすぎ」

風邪予防として食塩水による「鼻うがい」が有効かどうかについて調べた研究はほとんど報告がなく、「鼻うがいが風邪の予防に有効である」とした6歳から11歳の小児を対象とした東欧からのRCT研究がひとつあるのみです（Slapak I 2008）。ここでは「鼻うがい」よりもはるかに手軽な、手のひらにためた水を鼻で吸い込む「鼻すすぎ」のおもしろい研究を紹介します。

研究7　鼻すすぎをしたアラブ人は風邪をひきづらい（Ramli R 2018）

ヒジュラ太陰暦（イスラム教の暦）第12月の8〜10日にあたる3日間に、300万人ものイスラム教徒が聖地・メッカの巡礼に訪れます。世界各地から膨大な数のイスラム教徒がこの地に集結・密集するため、この時期メッカでは風邪が流行しやすいことが知られています（P56★15）。

このメッカ巡礼の時期に、アラブ人の男性巡礼者を対象として実施した「鼻すすぎ」（P56★16）についての研究報告です。「鼻すすぎ群」72人には「手のひらにためた水を鼻に吸い込む」という鼻すすぎを1日に5回、4週間実施してもらい、「鼻すすぎをしない群」74人と比較しました。

その結果、「鼻すすぎ群」は「鼻すすぎをしない群」に比べて、観察期間中に咳・鼻水・鼻づまりの頻度が有意に少なかったと報告されています。一方、のどの痛みと発熱の頻度については、両方の群で統計学的にはっきりした差はなかったとしています。

鼻うがいよりも手軽な「鼻すすぎ」ですが、風邪の予防策としてある程度の効果がみられたのではないかと推測できます。

★15　イスラム教徒によるメッカ大巡礼

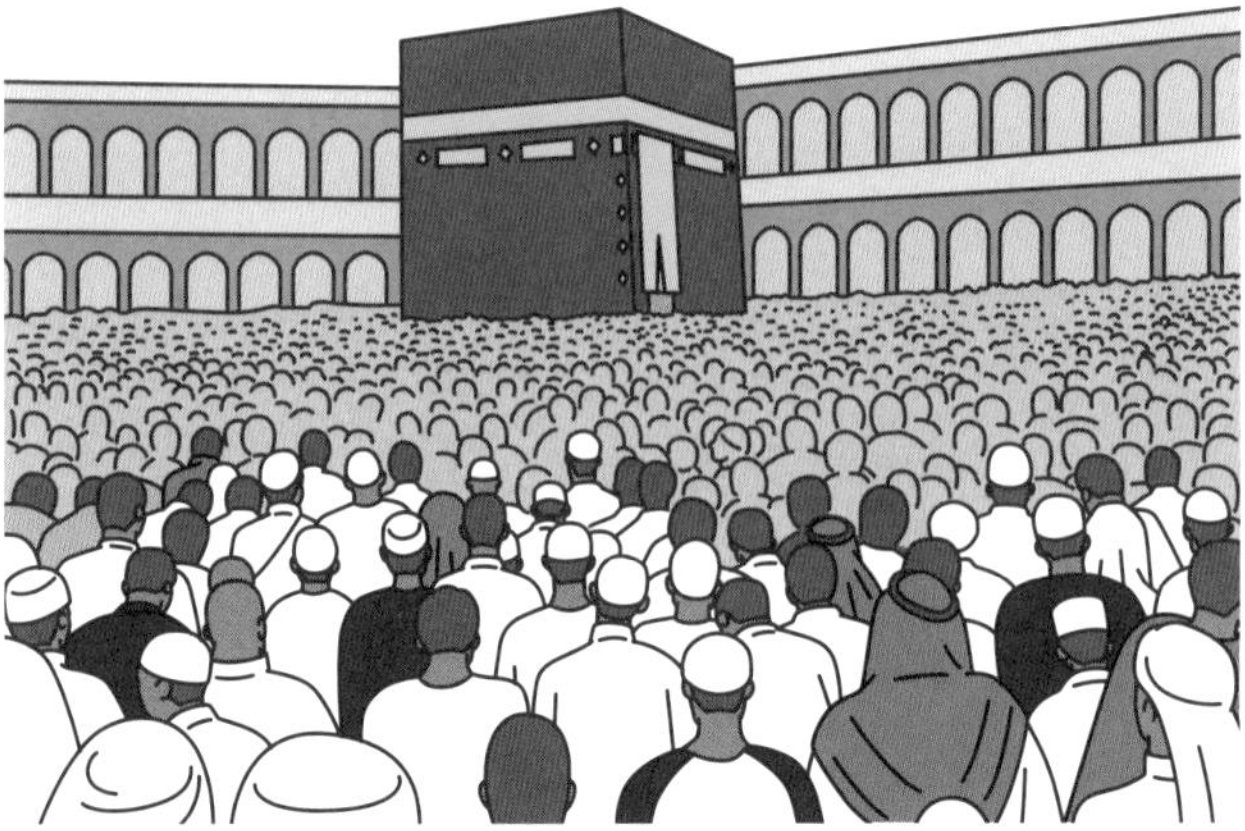

毎年、300万人ものイスラム教徒が大巡礼「ハッジ」のためにメッカを訪れ、密集状態になる。

★16　アラブ人の「鼻すすぎ」

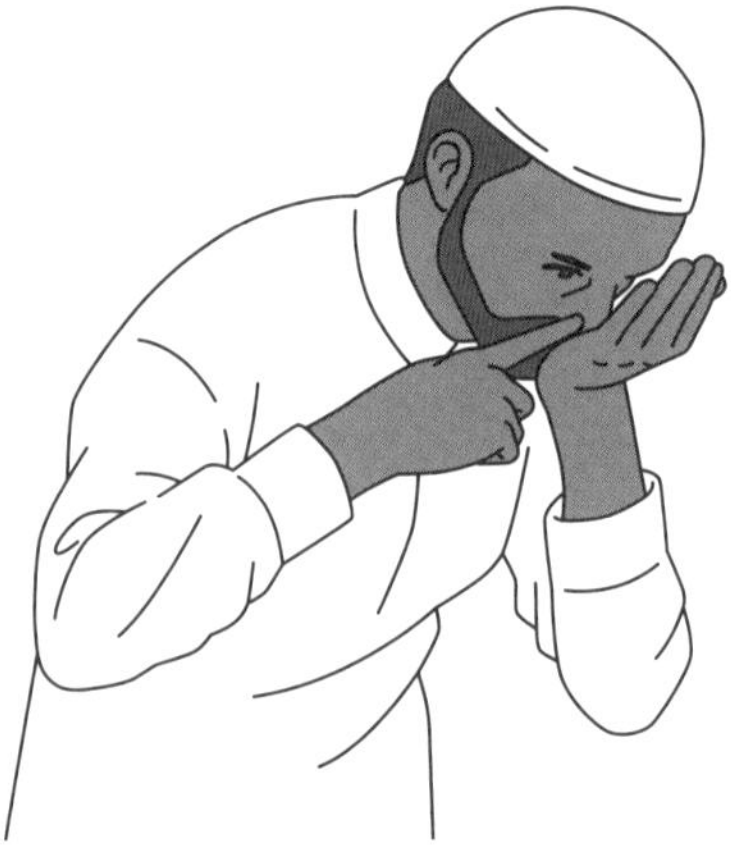

研究7の「鼻すすぎ群」は、手のひらにためた水を鼻に吸い込む「鼻すすぎ」を行った。

新型コロナウイルス感染症を鼻うがいで予防できるか

先ほど触れた**研究1**のエジンバラ大学の研究者チームによる鼻うがいの研究（P36参照）は、2019年に報告されたものです。

その後、エジンバラ大学でこの研究の事後解析が行われました。

研究8　鼻うがいでコロナウイルスによる風邪が早く治る（Ramalingam S 2020）

2020年に新型コロナウイルス感染症が登場したことで、この研究者チームは、研究データの中からコロナウイルス（新型ではない）に感染していた15人を抽出して、新たに解析を行いました。その結果、鼻うがい群の7人が、鼻うがいをしない群の8人よりもコロナウイルスによる風邪が短期間で治っていることが分かりました（P58★17）。これは、食塩水による鼻うがいが、コロナウイルスによる風邪に有効であることを示しています。

この研究チームは、結果をもとに「新型コロナウイルスものど風邪の原因であるコロナウイルスと同じグループなので、新型コロナウイルス感染症の患者に鼻うがいを実施すべきだ」と

★17　コロナウイルスによる風邪の治る早さ

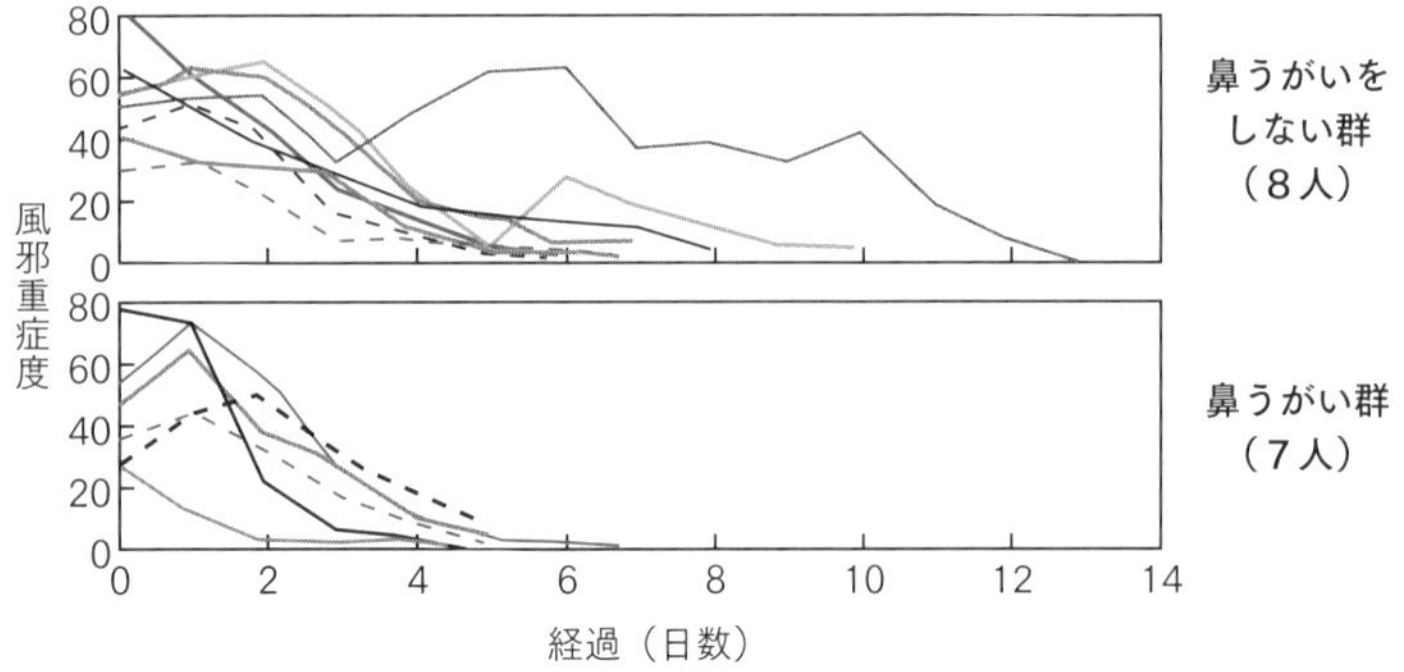

食塩水で鼻うがいを行うと、コロナウイルスによる風邪が早く治る。
（Ramalingam S 2020）

提唱しています。またその後、イタリアやアメリカなどの耳鼻咽喉科医からも新型コロナウイルス感染症の予防として鼻うがいを励行すべきとの提言が報告されています（Casale M 2020, Ferrell NF 2020）。

それでは、本当に鼻うがいには新型コロナウイルス感染症の予防効果があるのでしょうか？

今の段階では、「エビデンスがないので不明」というのが科学的に正しい解答でしょう。今後、風邪予防における鼻うがいの研究が進み、有効だということが証明されれば「鼻うがいで新型コロナウイルス感染症を予防できる」ことの説得力が増すはずです。

しかし、誰かが研究するのを待っているうちに、コロナ禍の影響で経済を含めた世の中の状況は、今よりもっと悪くなっていくかもしれません。まだ十分なエビデンスがないものであっても、これまでの知見をもとに推論を加えてそこに「読みと賭け」の要素があることを承知したうえで、不利益がなさそうなことであれば行動を起こす……それこそが今の時代には必要だと私は考えます。

初期の感染は上咽頭から始まる

新型コロナウイルス感染症の患者さん、中でも若い人の多くが風邪症状で治ってしまうのは、新型コロナウイルス感染症が基本的には従来のコロナウイルスと同じ風邪ウイルスだからでしょう。風邪を防ぐことができたら、新型コロナウイルス感染症も理論上は防げる可能性があるといえそうです。

新型コロナウイルスも従来のコロナウイルス同様、人間の体に侵入してから増殖を始めるまでには、数日の猶予があると考えられています。

新型コロナウイルス感染症の風邪症状やＰＣＲ検査で採取されるウイルス量などから、初期の感染の中心となる場所は、やはり上咽頭であることも間違いなさそうです。

研究2（Ｐ40参照）でも、食塩水によって働きが抑えられるウイルスと抑えられないウイルスがあることが示されています。新型コロナウイルスもコロナウイルスの仲間なので、食塩水でウイルスの増殖を抑えられる可能性は期待できるように思えます。

世の中にはいろいろな考えの研究者がいます。「風邪の原因となるウイルスは、細胞に付着してから取り込まれるまでに要する時間が分単位と短いのだから、鼻うがいをしても手遅れ。その効果は期待できない」という、鼻うがいに否定的な意見があるのも事実です。「体に入ったウイルスが細胞に取り込まれるまでの時間が短い」ことに関しては、科学的に正しいかもしれません。しかし、「だから鼻うがいは効果がない」というロジックが、必ずしも正しくないことはこれまで説明した通りです。

上咽頭を食塩水で洗うという点では、ガラガラ口うがいよりも鼻うがいが効果的であることは明らかです。また、真水で簡単な「鼻すすぎ」をするよりも、抗ウイルス効果が期待できる食塩水で上咽頭までしっかり洗った方が効果もありそうです。

つまり、ガラガラ口うがいや真水の鼻すすぎで予防できる種類の風邪であれば、食塩水を用いた鼻うがいをすることで、より効果的に予防ができるのではないでしょうか。鼻うがいで風邪全般が予防できれば、新型コロナウイルス感染症も予防できる可能性が高いのです。

新型コロナウイルスの特性を考えてみると、「鼻うがいによる予防」に対する期待がどんどん膨らんでいきます。このようなこともあって、私は周囲の人や患者さんたちに積極的に鼻うがいをすすめています。

その一方で、手ごわいのはインフルエンザです。インフルエンザ予防として、「ガラガラ口うがい」に効果があるかどうかを調べた研究があります。

研究9　緑茶うがい・水うがいでインフルエンザを予防できるか？（Ide K 2014）

日本の高校生757人を対象に、「水うがい群（363人）」と「緑茶うがい群（384人）」に分けて、1日3回、3カ月間「ガラガラ口うがい」をしてもらって、その効果を比べた研究があります。残念ながらこの研究には「うがいをしない群」はありません。

この研究では「緑茶うがい群」と「水うがい群」で、インフルエンザの発症頻度に有意差はありませんでした。両方の群に差がなかったということは、緑茶も水も同じようにインフルエンザ予防に効果があったか、両方とも効果がなかったかのどちらかということになります。

インフルエンザウイルスは、体に侵入してから増殖を開始するまでの潜伏期が短く、しかも食塩水による抗ウイルス効果が期待できないため、鼻うがいで予防できる可能性は低いかもしれません。

EAT《イート》（上咽頭擦過療法）で治る風邪には鼻うがいが有効

風邪（ウイルス性感冒）に極めて有効な治療法として、EAT（上咽頭擦過療法）があります。EATについては第5章で詳しく説明しますが、塩化亜鉛溶液をしみ込ませた綿棒で上咽頭の粘膜をこする治療です。EATは風邪（特に初期）にはとてもよく効く治療で、多少の痛みを伴うものの、ほとんどの患者さんがその効果を実感します。

実際、EATを日常の診療に取り入れているにしだ耳鼻咽喉科（大阪府豊中市）の西田吉直院長によると、風邪の患者250人について調べた結果、EATを行うことで従来の風邪の治療と比べて、のどの痛みがなくなるまでの期間が5・6日から2・8日に、風邪が完治するまでの期間が10・2日から5・6日に短縮できたとしています（★18）。

私自身もこれまで多数の風邪の患者さんをEATで治療してきました。自分の経験ではたいていの風邪はEATで改善しますが、その手ごたえを感じない唯一の風邪がインフルエンザです。あくまで私の経験の範囲でしかありませんが、これまでの経験上、EATが効く風邪には鼻うがいも有効で、EATが効かない風邪には鼻うがいもあまり効果的でないような印象を

★18　EAT を行った場合の風邪の経過

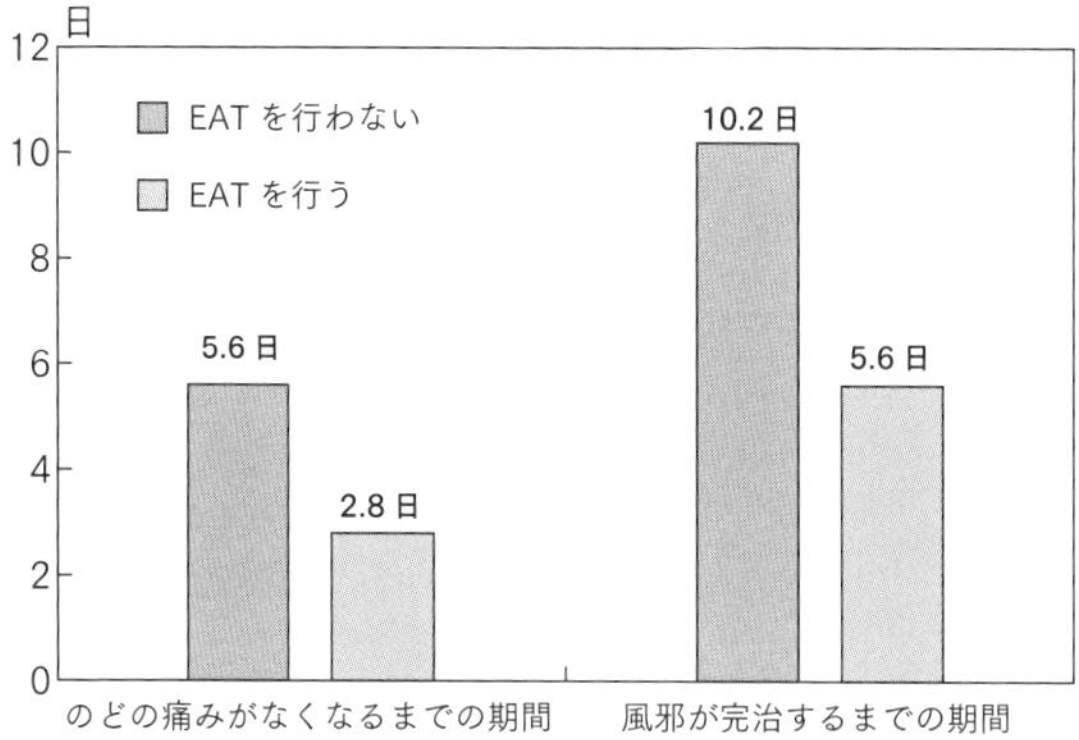

EATを行うことで風邪の症状の回復が早くなる。
（西田吉直 2016を基に作成）

もっています。

鼻うがいは風邪で戦場となる上咽頭を洗い、EATは侵入して上咽頭で暴れ狂うウイルスを絨毯爆撃するような治療なので、その有効性という点では何か関連があるのかもしれません。

風邪「予防」としての鼻うがいは通常、1日2回行います。先ほどのインフルエンザ「治療」としての鼻うがいの有効性を示した**研究3**では、鼻うがいを1日3回行っていました。もし、インフルエンザ「予防」として鼻うがいが有効であったとしても、通常の鼻うがいの回数である1日2回よりも、もっと回数を増やす必要があるかもしれません。

＊d…研究の対象となる人をランダム（無作為）に2つの群（グループ）に分けて、ひとつの群は評価したい治療や予防を実施し、もうひとつの群は従来通りの治療などを行うという研究方法。

＊e…細胞内に侵入した細菌やウイルスを破壊するために使われる塩素の一種。

＊f…細胞から細胞への情報伝達のときに使われる化学物質。

＊g…医療情報を吟味して世間に伝えている組織「コクラン共同計画」による臨床試験論文のまとめと評価。

第3章

実際に鼻うがいをしてみましょう

目的に合った鼻うがい方法を選ぶ

　ここからは、鼻うがいの実際のやり方について解説します。鼻うがいは、ウイルスや細菌に常に接している上咽頭をきれいにするための効果的な方法です。体のさまざまな不調を予防・改善したりすることができるものなので、ぜひ試していただきたいと思います。

　鼻うがいの効果を上げて使用感を良くする（快適に鼻うがいをする）には、

「食塩水の量」
「食塩水の濃度」
「鼻に注入するときの圧（注入圧）」
「食塩水の温度」

の4つが重要です。

　また、鼻うがいはどんな目的で行うかによって、「適切な鼻うがいの方法」と「食塩水（洗浄液）の量」が決まります。主な疾患ごとの最適な食塩水の量は次の通りです。

①アレルギー性鼻炎や花粉症対策⇒20㎖程度の低容量で、注入圧が低くても問題ない

②慢性副鼻腔炎の補助療法⇒副鼻腔までしっかり洗える高容量が必要

③風邪の予防や補助療法⇒上咽頭をしっかりと洗うことが重要。中・高容量なら問題ないが、低容量で行う場合は注入圧を上げる

快適な鼻うがいのポイントは食塩水の濃度

日本では、鼻うがいの洗浄液として人の体液と同じ濃度の生理食塩水を使うのが一般的ですが、高張食塩水（濃い食塩水）の方が粘膜のむくみや炎症を軽減しやすいとの報告がこれまでに多数あります。鼻炎と副鼻腔炎の症例の報告をまとめて解析したところ、生理食塩水よりも高張食塩水が症状を改善する効果が勝ることが示唆されています。

しかしその一方で、高張食塩水の鼻うがいは、炎症を引き起こすヒスタミン[*h]やサブスタンスPを作り出し、鼻づまり・鼻水・疼痛の原因になりうることも報告されています。

簡単にいうと、「鼻うがいの効果は高張食塩水の方が期待できるが、副反応も出やすい」ということになります。

ですから、「風邪予防のために行う毎日の『鼻うがい』には約1％の食塩水を使い、風邪かなと思ったら食塩水の濃度を約2％にする」といった具合に、用途に応じて濃度を変えるのが良いかもしれません。

ところで、塩水である「海水」は、鼻うがいに使うことはできるのでしょうか。塩化ナトリウム（ＮａＣｌ）のみが含まれている食塩水とは異なり、海水はマグネシウム、亜鉛、カリウムなどの微量元素を含みます。塩分濃度も約３・５％と高張性で、pH８の弱アルカリ性です。これらの特性のため、海水は細胞修復、抗炎症、粘液の過剰分泌抑制などの付加的効果が期待されます。実際に生理食塩水と比較して優位性を示す報告もあり、海外では鼻スプレータイプの海水や、鼻うがい用に蒸留水で薄めた海水が販売されています。

注入圧と温度にも要注意

鼻うがいをするとき、鼻に食塩水を入れる注入方法には、２通りあります。食塩水を鼻ですすって鼻孔に入れる「陰圧鼻うがい」と、ボトルを握るなどして食塩水を鼻に入れ込む「陽圧鼻うがい」で、一般的には「陽圧鼻うがい」が推奨されています。副鼻腔炎の補助療法として行う副鼻腔まで洗浄する鼻うがいでは、注入圧は低い方が良いとされていますが、風邪対策として上咽頭を洗浄する場合は、ある程度の注入圧が必要と考えられるからです。

洗浄液の温度が鼻うがいの効果に影響を及ぼすことはなく、特に低容量の場合は温度を気にしなくてもかまいません。ただし、高容量の鼻うがいを行うときは、洗浄液の温度によって使い心地が変わってきます。高容量の場合は、人肌〜40℃ぐらいに温めると、快適に鼻うがいができるでしょう。

食塩水は自分で簡単に作れる

鼻うがい用の食塩水の作り方は、水道水1ℓに対して食塩10g（小さじ約2杯）を混ぜて溶かすだけ。自分で簡単に作れます。実際の生理食塩水は0・9％なので、食塩の量は9gになる計算ですが、そこまで厳密である必要はありません。使用する塩は、あら塩（天然塩）でも食塩（精製塩）でも良いでしょう。

必須ではありませんが、食塩水に重曹をほんの少量加えると爽快感が向上します。目安は食塩10gに対して重曹0・5g（小さじ⅓杯、親指と人差し指でひとつまみ）程度です。

培養細胞を用いた実験では、酸性よりも弱アルカリ性の方が細胞の繊毛活動が良いことが報告されていますが、生体ではpH6・2〜8・4の範囲で繊毛活動に違いはないとされていま

★19　鼻うがい用の食塩水の作り方

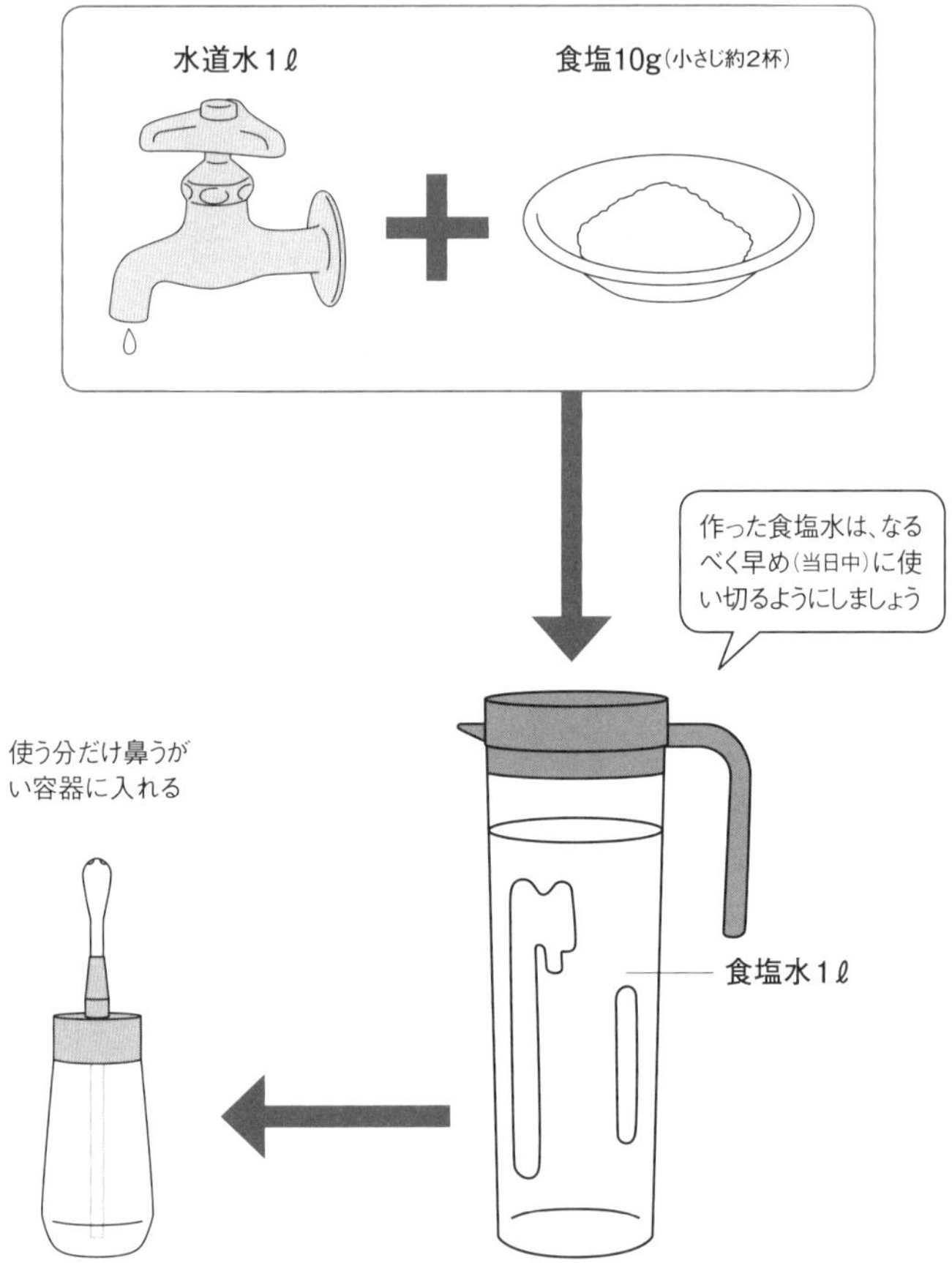
水道水1ℓ
食塩10g（小さじ約2杯）
作った食塩水は、なるべく早め（当日中）に使い切るようにしましょう
使う分だけ鼻うがい容器に入れる
食塩水1ℓ

鼻うがい用の食塩水は、水道水1ℓに食塩10gを溶かすだけで簡単に作れる。
食塩10gに対して重曹0.5gを入れても良い。

す。つまり、アルカリ化の目的で食塩水に重曹を加える必要性は確立されていないようです。

少量で手軽な「上咽頭洗浄」

鼻うがいの方法には、簡単な「上咽頭洗浄」と「本格的な鼻うがい」の2種類があります。まずは手軽にできる「上咽頭洗浄」を試してみましょう。

子どもの頃にプールで鼻に水が入ってツンとした経験から、「鼻に水を入れる鼻うがいは痛いのではないか」と思っている人が多いかもしれません。しかし、人の体液とほぼ同じ濃度の食塩水を使った鼻うがいは、痛くないので安心です。

鼻に入れる食塩水は少量なので、そのまま飲んでしまってかまいません（全く痛くないはずです）。1日2回、朝夕行うのがおすすめです。

★20　上咽頭洗浄

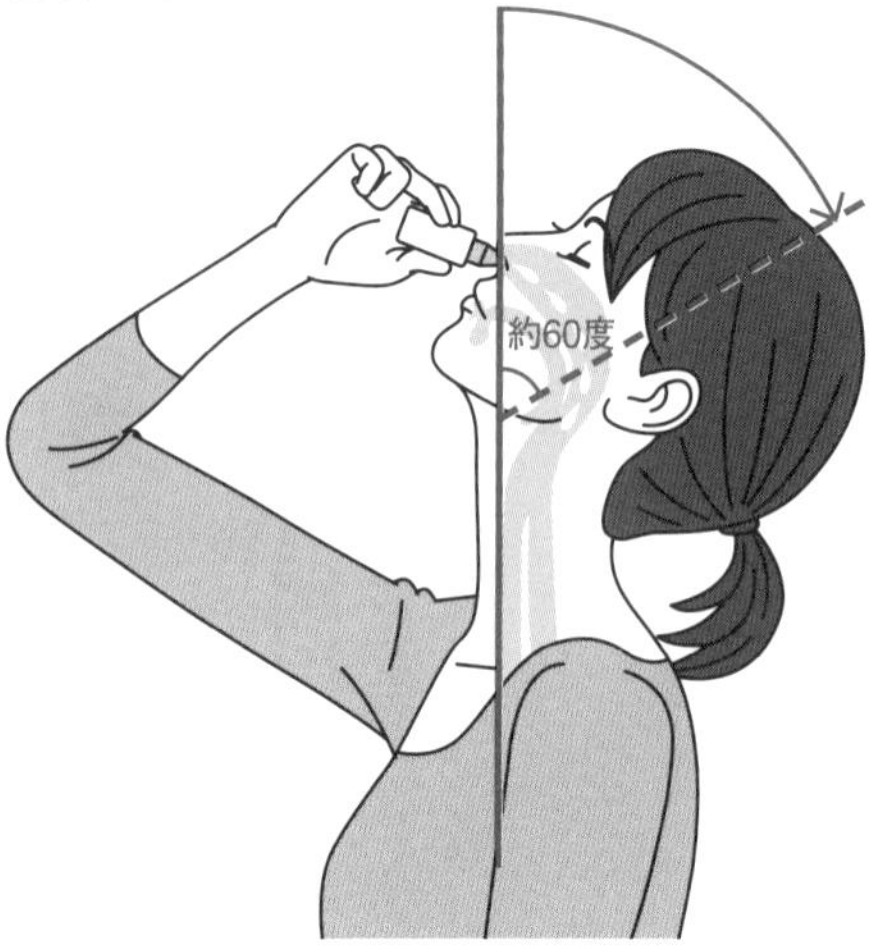

頭を後ろに反らせて、左右の鼻に食塩水を入れる。食塩水は飲み込むか口から出す。

〈用意するもの〉

・食塩水（P70★19）

・スポイトまたはお弁当用のしょうゆ入れなど。小さめでやわらかいプラスチック製の容器（押すと水が出るタイプ）

〈やり方〉★20

①食塩水を用意した容器に入れます。自分の頭を後ろに60度ぐらい倒した状態でキープ。

②左右の鼻に食塩水を2〜4㎖くらいずつ注入します。これを1〜2回行います。口に流れてきた食塩水は飲み込んでしまってかまいません。

鼻腔も洗える「本格的な鼻うがい」

次は、「本格的な鼻うがい」です。上咽頭だけでなく鼻腔もしっかり洗うので、100〜250㎖の水が入る容器を用意します。容器は、100円ショップやインターネットなどで入手できるドレッシングポットとスポイトを使って簡単に作れます。

ここでは、松本小児科医院（大分県）の松本常圃顧問が考案した鼻うがい容器を紹介します。スポイトのお尻に穴を2つあけて管の部分を2カ所で切断し、お尻のある方をドレッシングポットの先端に、管の下の細くなった方をふたの下に差し込んだらでき上がりです（P75★21）。

また、市販の鼻うがい専用器具もさまざまな種類があるので必要に応じて使いましょう。

〈用意するもの〉

・食塩水100〜250㎖（P70★19）
・鼻うがいの容器（食塩水が入るぐらいのもの）

〈やり方〉★22

①食塩水を容器に入れて、少し前かがみになりながら一方の鼻から食塩水を入れ込みます。このとき「エー」と言いながら鼻うがいをすると、水が気管に入る誤嚥を防ぐことができます。

②片方の鼻に入れた食塩水は、もう一方の鼻（一部は口）から出てきます。

③反対側の鼻も同様に行います。これを1〜2回行います。

鼻うがいをする前に、食塩水をペットボトルなどに入れてお風呂の湯船に浮かべておくと人肌の温度になり、容器に移して鼻うがいをしたときに使用感が向上します。ですので、最初は入浴のときに鼻うがいを試してみると良いでしょう。痛くない「快適鼻うがい」が簡単にできることが分かると思います。

ウイルスによる風邪を予防するための鼻うがいは、少なくとも1日1回は行う必要があると思います。衣服などを濡らしたり汚したりする心配もなく、鼻うがい容器をそのまま乾かすことのできる「入浴時の鼻うがい」は、手軽でおすすめです。

★21 鼻うがい容器の作り方

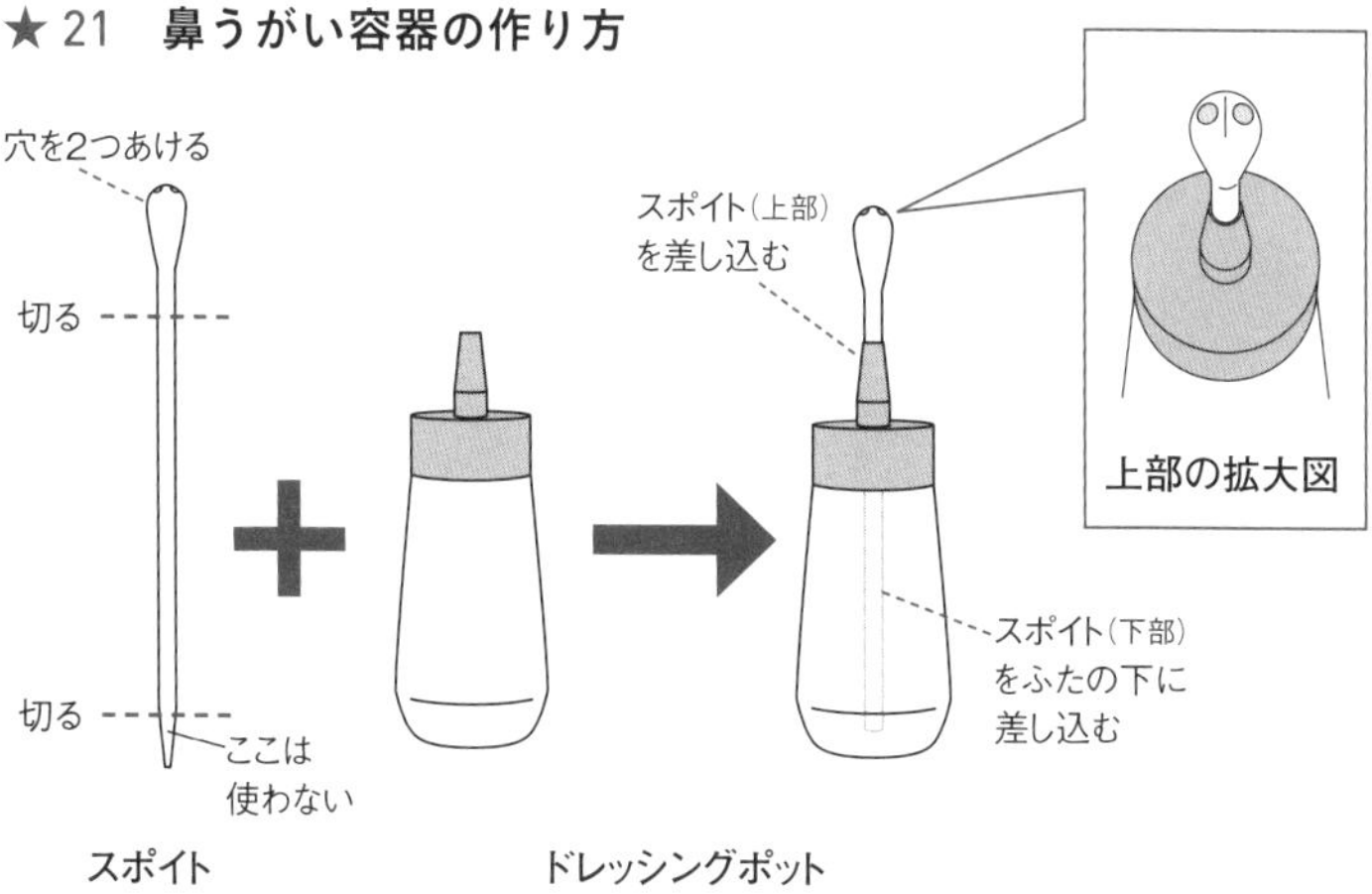

市販のドレッシングポットとスポイトで「鼻うがい容器」が手軽に作れる。

★22 本格的な鼻うがいの方法

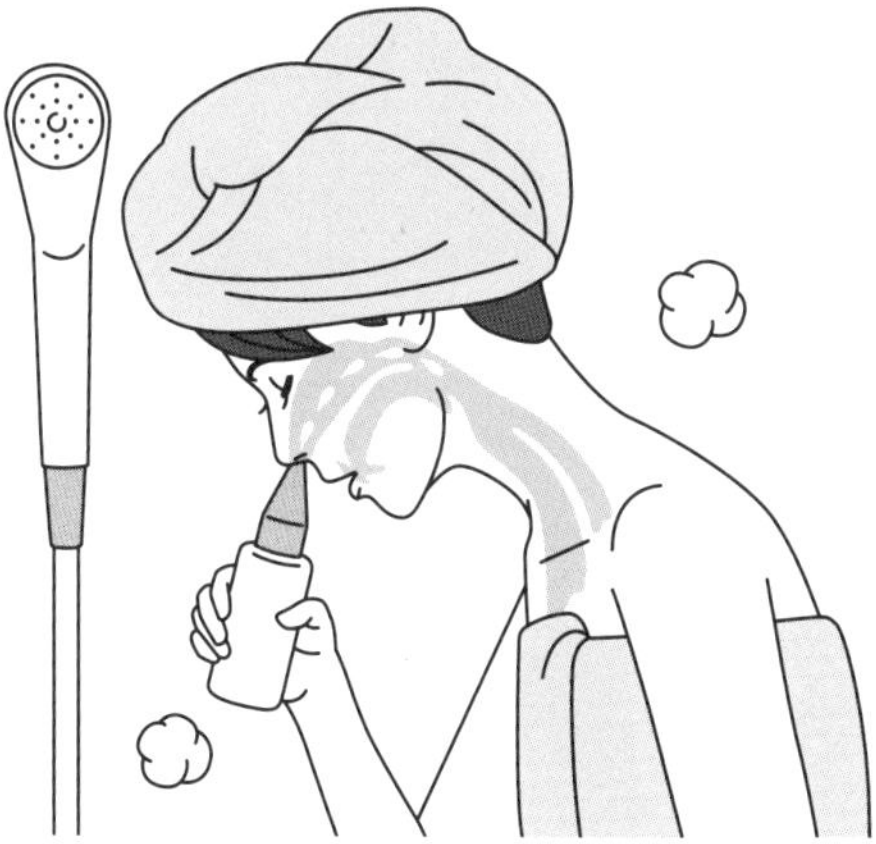

少し前かがみになって、「エー」と声を出しながら片方の鼻に食塩水を入れる。食塩水は反対側の鼻と口から出てくる。最初は入浴時に行うと良い。

市販の鼻うがい器具を利用する

Ｐ71で取り上げた「上咽頭洗浄」は、頭を60度くらい後ろに傾けて、スポイトなどを用いて両方の鼻にそれぞれ1～2回、2～4㎖の食塩水を注入すればいいので極めて簡単です。市販されているものでは、30㎖ほどの点鼻容器が便利でしょう（★23）。

上咽頭のケアが目的であれば上咽頭洗浄で問題ないのですが、新型コロナウイルス感染症対策のためには、鼻腔もしっかり洗う本格的な鼻うがいがより効果的といえます。本格的な鼻うがいをするには、100～250㎖の食塩水が必要です。鼻うがい容器はＰ75で紹介したように、100円ショップやインターネットなどでドレッシングポットとスポイトを購入して、自分で作れば安上がりです。

自分で作るのは面倒だという人は、市販されている鼻うがい器具を活用しましょう。現在、さまざまなタイプの鼻うがい器具が販売されているので、自分に合ったものを選ぶことができます。

鼻うがい器具を選ぶときのポイントは容量です。容器に入れられる食塩水の量によって「低容量（100㎖以下）」「中容量（100〜200㎖程度）」「高容量（200㎖以上）」の3つに分けることができます。

本書では、私がおすすめする8種類の鼻うがい器具を、容量ごとに3つのグループに分けて、それぞれの特徴と私自身が実際に使ってみた感想も加えて解説します。3つのグループ分けは次の通りです。

①低容量：ハナノアa（20㎖）、ハナノアbシャワータイプ（50㎖）※いずれも1回の使用量
②中容量：ナサリン（60㎖×2）、ハナクリーンS（150㎖）、ハナオート（190㎖）
③高容量：フロー・サイナスケア（200㎖）、サイナス・リンス（240㎖）、EMSハナ通り（250㎖）、ハナクリーンα・ハナクリーンEX（各300㎖）

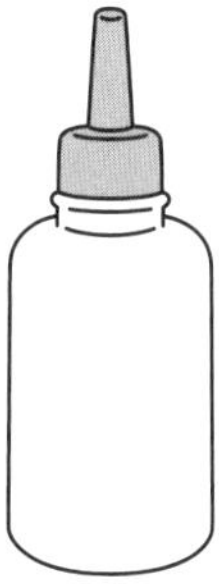

★23　市販の点鼻容器の例

★ 24　市販されている鼻うがい器具とその特徴

器具商品名（製造販売）	容量	タイプ
ハナノア※ （小林製薬）	20mℓ(a)、50 mℓ(b)	ハンディタイプ
ナサリン （エントリージャパン）	60 mℓ	注射器型ピストン式
ハナクリーンS※ （東京鼻科学研究所）	150mℓ	ハンディタイプ
ハナオート※ （日光精器）	190mℓ	電動式 （3段階水圧調整）
フロー・サイナスケア （フロー・サイナスケア）	200mℓ	ハンディタイプ
サイナス・リンス （ニールメッド）	240mℓ	ハンディタイプ
EMS ハナ通り （名優）	250mℓ	ハンディタイプ
ハナクリーンα、 ハナクリーンEX※ （東京鼻科学研究所）	各 300mℓ	ピストン式

※＝日本製

低容量＝手軽に使えるのがメリット

「ハナノアａ」「ハナノアｂ シャワータイプ」（Ｐ88）

低容量の鼻うがい器具には、「ハナノアａ」（20㎖）と「ハナノアｂ シャワータイプ」（50㎖）（いずれも小林製薬株式会社）の2種類があります。鼻腔と上咽頭をしっかり洗うという点では「ハナノアｂ シャワータイプ」が優れています。これらの鼻うがい器具は容量が少ないので、上咽頭を洗うためには強めの注入圧で洗浄液を押し出すことがポイントです。

なお、どちらも副鼻腔の洗浄には容量が足りないため、慢性副鼻腔炎の補助療法には向いていません。高容量の鼻うがいでしばしば見られるような、鼻うがいの後に洗浄液が鼻腔にタラーッと流れてくる違和感は少ないでしょう。

ハナノアのメリットは、何といっても低容量ならではの使いやすさです。1日何回使用しても苦になりません。特に「鼻うがいは怖い」という初心者にはおすすめです。

「ハナノア専用洗浄液 レギュラータイプ（５００㎖）」という洗浄液も販売されています（洗浄器具は付いていません）。ミントの香りがして使用感が良く、花粉症対策として優れていますが、価格はやや割高です。

風邪予防のために毎日使用するのであれば、自分で食塩水を作るのがおすすめです。1回分は水50㎖に対して食塩0・5g（親指と人差し指で塩ひとつまみ）が目安です。ちなみに水50㎖に対して食塩約1g（親指・人差し指・中指の3本の指で塩ひとつまみ）を溶かせば、約2％の高張食塩水になります。

中容量＝使いやすい工夫が魅力

「ナサリン」（P88）

「ナサリン」は、スウェーデンで開発された注射器型の鼻洗浄器です。大人用が60㎖、子ども用が35㎖という容量です。メーカーの推奨は片方の鼻2回ずつですが、風邪予防には左右それぞれ1回ずつで十分でしょう。注射器型でピストン式のため、注入圧が自分で調節できます。

ピストンの先端部がやわらかいシリコン素材でできていて、鼻孔に入れたときの密着性に優れています。鼻うがい器具の中では唯一の注射器型で洗浄液が逆戻りせず、使用感はほかの鼻うがい器具と一線を画します。子どもは、このタイプのものが興味をもちやすいかもしれません。鼻うがい器具としては非常に優れていますが、それだけにやや値段が張ります。

「ハナクリーンS」（P89）

「ハナクリーンS」（150㎖）は、細部にわたって工夫が施されています。例えば、ボトル内の洗浄液の温度が分かるようにボトルに温度計が付いていたり、ノズルが収納できるなど。ノズルの先端も日本人の鼻孔に合わせたサイズで、外国製に比べると小さめで使い勝手はかなり良いです。

ただし、慢性副鼻腔炎対策としてはちょっと中途半端な量です。一度に2回鼻うがいを行えば、理屈のうえでは超高容量相当の300㎖になりますが、その場合は1回目と同じ範囲をもう一度洗っているだけ、ということになります。

また、専用の洗浄剤として「サーレS」が販売されています。150㎖の温水に「サーレS」1包を溶かして使います。「サーレS」の成分は塩と香料（メントール、ペパーミント）で、重曹は含まれていません。

この「ハナクリーンS」と先ほど紹介した「ハナノアa」「ハナノアbシャワータイプ」は

日本製で、いずれも洗浄剤（液）に香料が含まれています。海外製の鼻うがい器具に付属する洗浄剤には、香料は含まれていません。日本の鼻うがい器具メーカーが「鼻づまり対策（爽快感）」を強く意識して商品開発していることがうかがわれます。

この鼻うがい器具も品質はお墨付きですが、それだけに価格はやや高めでしょう。

「ハナオート」（P89）

鼻うがい器具は、手でボトルを押したりピストンを押したりするタイプが一般的ですが、電動タイプの鼻洗浄器として「ハナオート」があります。これは3段階の水圧調整が可能で、連続した水流（約20秒）による鼻うがいができます。

付属のスプーン1杯分の食塩を水に溶かして洗浄液を作ります。細い水流で鼻の奥のつまっている場所を集中して洗浄でき、花粉症など「鼻づまり」のユーザーを念頭に置いている印象です。水圧を第2段階以上にすると上咽頭も洗浄できます。

「ハナオート」の容量は190㎖です。「ナサリン」や「ハナクリーンS」など、ほかの中容量の器具に比べれば容量が大きめですが、副鼻腔の洗浄には向いていないため中容量の鼻うがい器具と位置づけて良いと思います。電動式ながら軽量で、持ち運び可能なほどコンパクトなサイズです。

日本製の鼻うがい器具に共通していえることですが、ノズルの先端が外国製に比べて小さめなので、日本人の鼻にはフィットしやすくなっています。

高容量＝副鼻腔炎にも対応できる

「フロー・サイナスケア」（P90）

「フロー・サイナスケア」（200㎖）は、オーストラリア製の鼻うがい器具です。オーストラリアでトップシェアを誇り、使いやすさが特徴です。

開口部は、次に紹介する「サイナス・リンス」に比べて大きく作られています。間口が大きいと洗浄剤が入れやすく、使用後の洗浄が簡単でボトル内部の乾燥が早いというメリットも。その反面、ボトルからの圧がキャップの先端に集中するため、キャップを閉めるときにボトルをしっかり握ると、キャップの先端から洗浄液が漏れ出てしまうので注意が必要です。

これくらいの容量があれば、副鼻腔も十分に洗浄できます。なお、鼻うがいをした後に副鼻腔に洗浄液が残っていると、前屈して頭の位置を下げたときに頭の奥に違和感が出ることがあります。時間がたてば自然に流出してしまいますが、ベッドに横たわったときなどに鼻腔にタラーッと流れてきたら、一度ティッシュで鼻をかめば問題ありません。

洗浄剤は、1回の鼻うがいにつき1包で、塩に重曹と乳酸が入っています。別売の洗浄剤は自分で食塩水を作るよりも割高ですが、ほかの鼻うがい器具でも使えるので便利です。

「サイナス・リンス」（P90）

「サイナス・リンス」（240㎖）はアメリカ製で、子ども用（120㎖）も発売されています。こちらもアメリカでトップシェアを誇る製品だけあり、使いやすいと思います。

高容量なので副鼻腔を洗浄できますが、「フロー・サイナスケア」と同じように、鼻うがいをした後に前屈して頭の位置を下げると頭の奥に違和感が出ることも。これは副鼻腔に洗浄液が残っているためです。時間がたてば自然に流出しますので問題はありません。

洗浄剤は、1回の鼻うがいにつき1包で、洗浄剤のみでも販売されています。塩と重曹が入っており、ちょっと割高ですが、ほかの鼻うがい器具でも使えます。

「ＥＭＳハナ通り」（Ｐ91）

ドイツ製の「ＥＭＳハナ通り」は、鼻孔に入れるノズルがボトルの下に付いていて、自然圧を利用して低圧でゆっくりと鼻を洗浄します。鼻腔と副鼻腔に広く洗浄液を行き渡らせるには、低圧の方が良いという海外の論文もあります。また、ボトル本体を握ると、強い圧を加えることができます。

慣れると問題ありませんが、強い注入圧での鼻洗浄に慣れた人にとっては、最初のうちは自然圧を利用する低圧の鼻洗浄には物足りなさがあるかもしれません。

「ハナクリーンα」「ハナクリーンＥＸ」（Ｐ91）

どちらも高容量では唯一のピストンタイプの鼻うがい器具で、手で持つか置いて使います。ピストン式なので安定した水圧が得られて、どちらも容量が３００㎖と大きいため鼻を十分に洗浄できるのがメリットです。特に花粉症の人や副鼻腔炎対策に向いていると思います。

デメリットは、置いて使う場合は設置場所が必要、パーツが多く他の鼻うがい器具に比べると手入れに手間がかかる、長いゴムチューブの中まで乾かすことが困難なことなどです。本格的な鼻洗浄をしたい人向きで、価格も高めです。

新型コロナウイルス感染症を含めた風邪予防を目的として、毎日・いつでも・どこでもできる手軽に鼻うがいをしたい人には向かないかもしれません。

私の鼻うがい法は「複数をうまく使い分け」

ここまで、さまざまな鼻うがい器具について説明してきました。海外では、高容量・高張食塩水を推奨する傾向がありますが（Piromchai P 2019）、どれが良いかは使用する目的で違ってきますし、個人の好みによっても異なります。実際、複数の鼻うがい器具を使ったことがある患者さんに聞いてみても、最終的に選択した器具は人それぞれです。価格も商品によってかなり違いますので、結局はその人のニーズに合ったものを選ぶのが良いと思います。

とはいえ、この本のテーマは「鼻うがいで新型コロナウイルスなどの風邪ウイルス感染を予防する」ことですので、そのためには「手軽に・違和感なく・安価で」毎日行えることが重要でしょう。

鼻うがいで新型コロナウイルス感染症を予防できるという明確なエビデンスは、まだありません。現時点で、新型コロナウイルス対策としてどんな鼻うがいがベストなのかという正解はないのですが、参考として私自身が現在行っている方法を紹介します。

私は無精者なので、洗浄剤は市販で手軽なサイナス・リンス（240㎖）用のサイナス・リンスリフィルを使用しています。容器は、朝は原則として低容量、夜は入浴時に中容量で鼻うがいをしています。

また、私は1日に100人を超えるたくさんの患者さんと接してEATの治療を行っています。これだけ接触が多いと感染リスクの高い毎日を過ごしていることになるので、生理食塩水ではなく高張食塩水での鼻うがいをしています。低容量鼻うがいの場合は2分の1包（約2・4％食塩水）、中容量鼻うがいの場合は1包（約1・6％食塩水）を使用しています。

私は原則として1日に2回鼻うがいを実施していますが、職場であるクリニックには高容量の鼻うがい器具を常備していて、EATなどの治療中に患者さんの飛沫を浴びたときなどは、すぐに高容量で鼻うがいを行うようにしています。

本書で紹介した鼻うがい器具

低容量
(50mℓ)

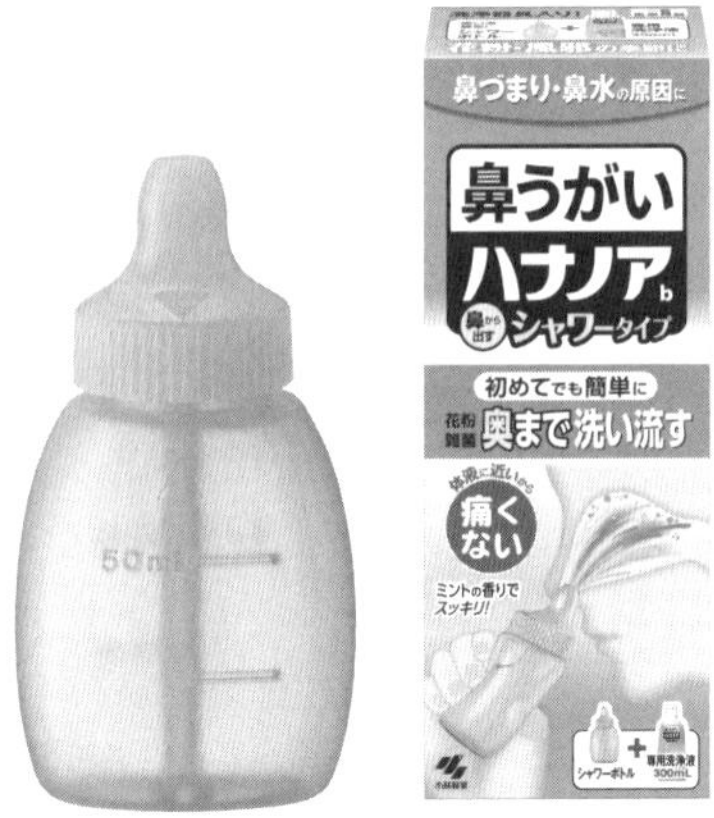

ハナノアb シャワータイプ(専用洗浄液300mℓ付き)

中容量
(60mℓ)

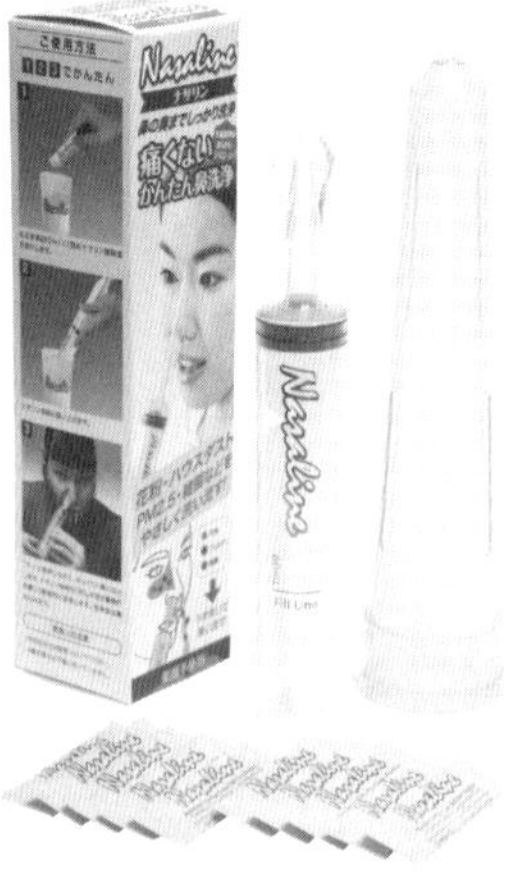

ナサリン鼻腔洗浄器 大人用(専用塩サンプル10包、携帯ケース付き)

中容量
(150mℓ)

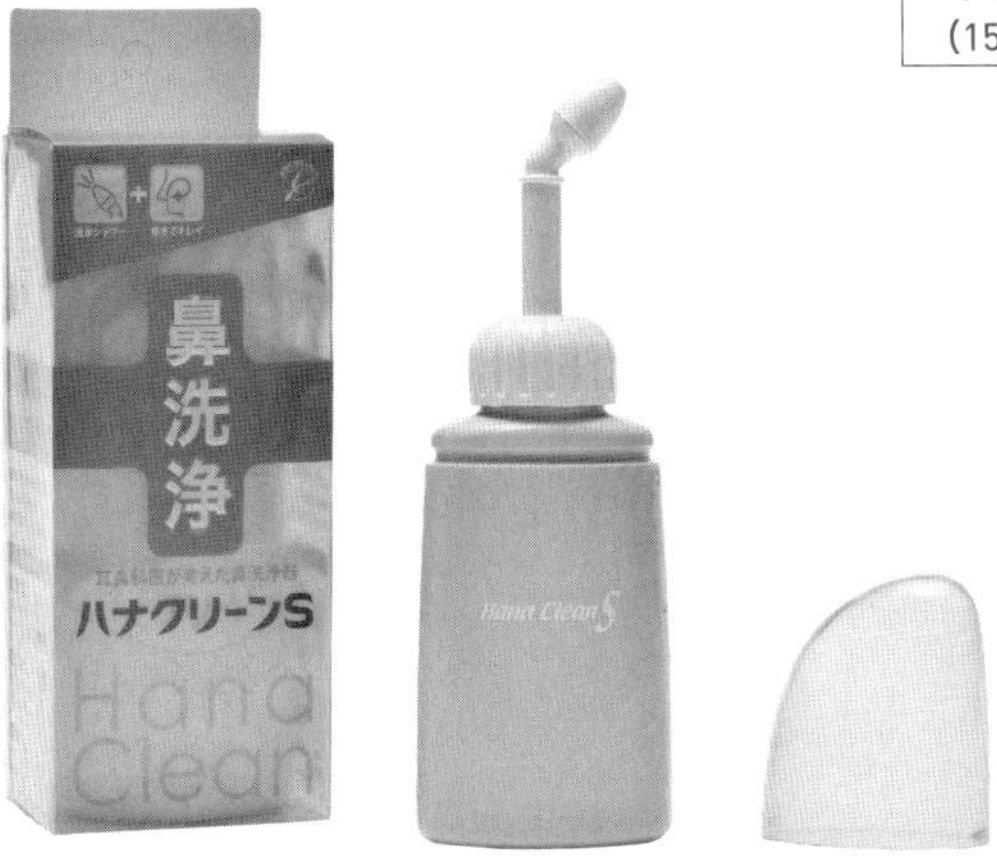

ハナクリーンS(洗浄剤サーレS10包付き)

中容量
(190mℓ)

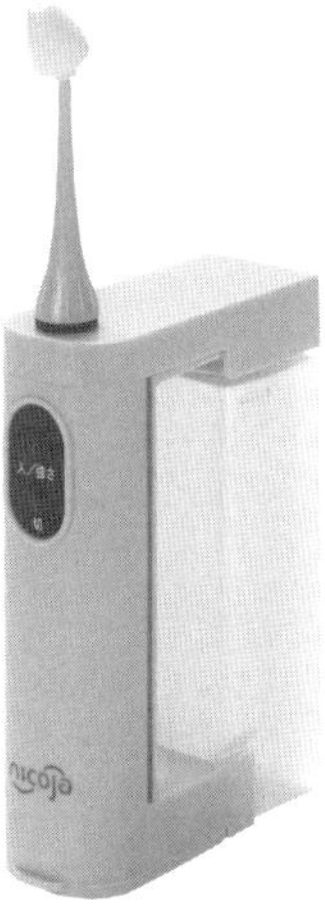

ハナオート(お試し用洗浄剤ソルトミント10包付き)

高容量
(200mℓ)

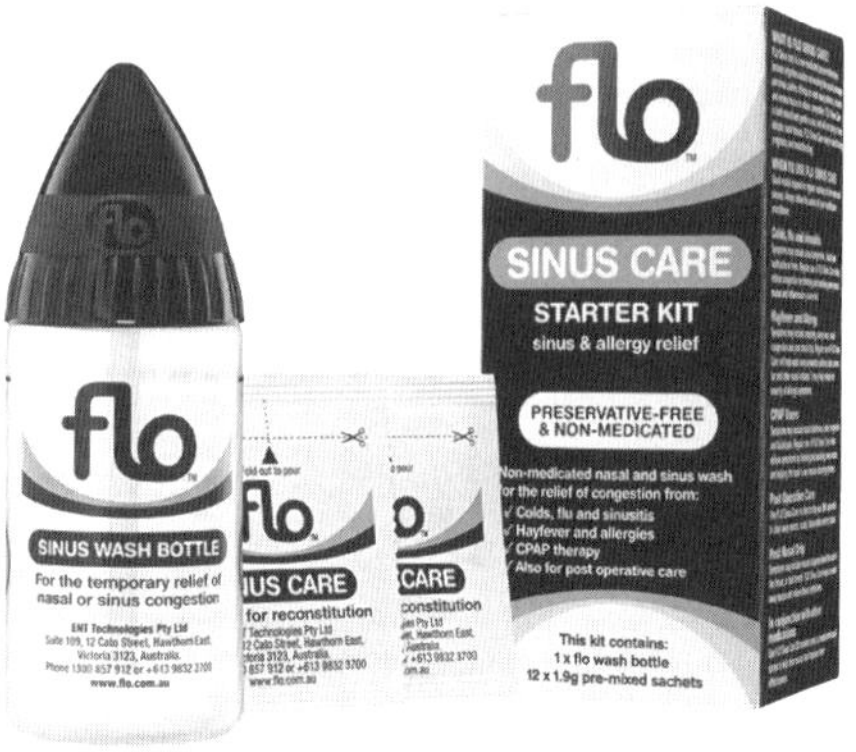

フロー・サイナスケア スターターキット(洗浄剤[粉]12包付き)

高容量
(240mℓ)

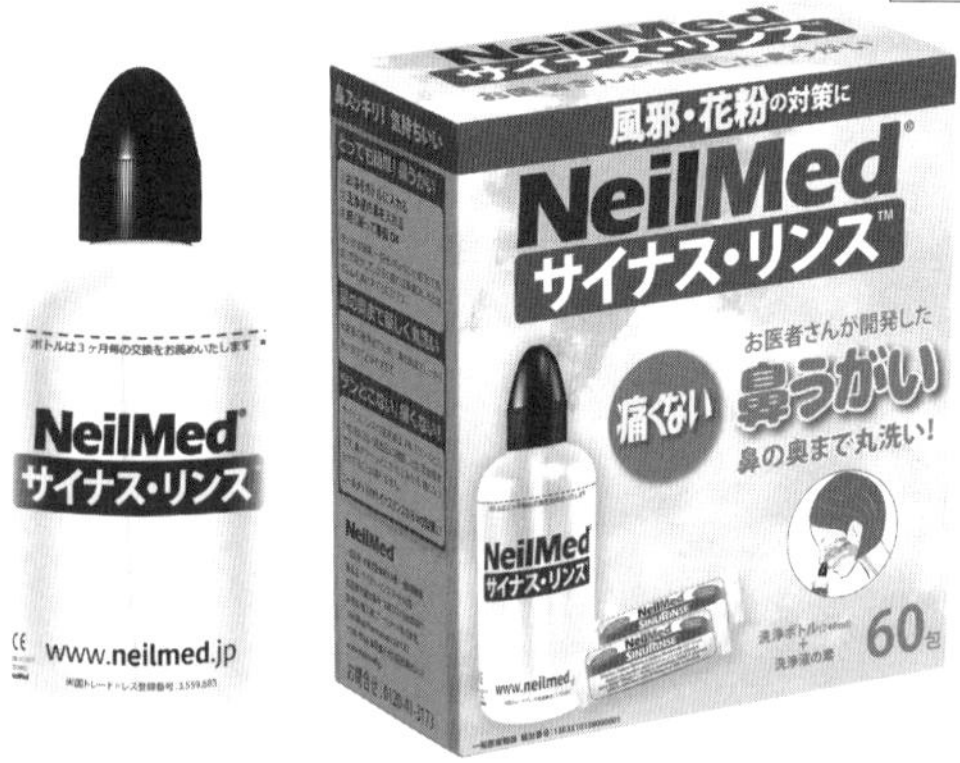

サイナス・リンスキット(調合済みサッシェ60包付き)

高容量
(250mℓ)

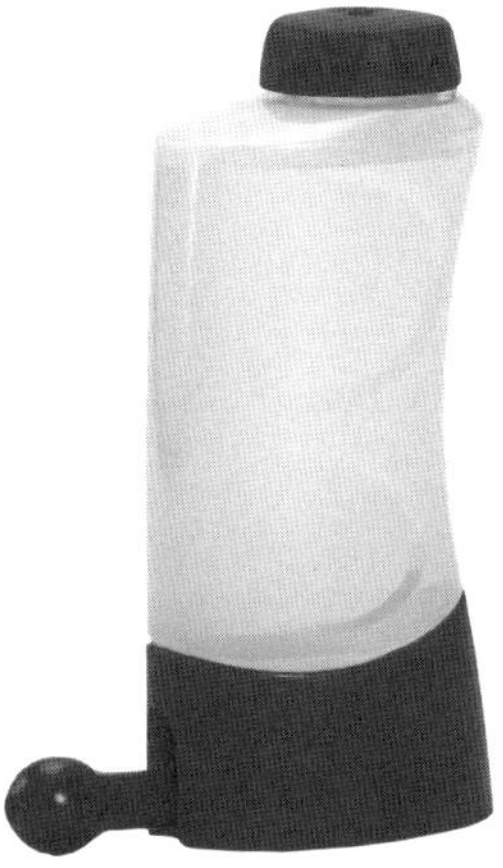

EMSハナ通り(専用塩4包付き)

高容量
(300mℓ)

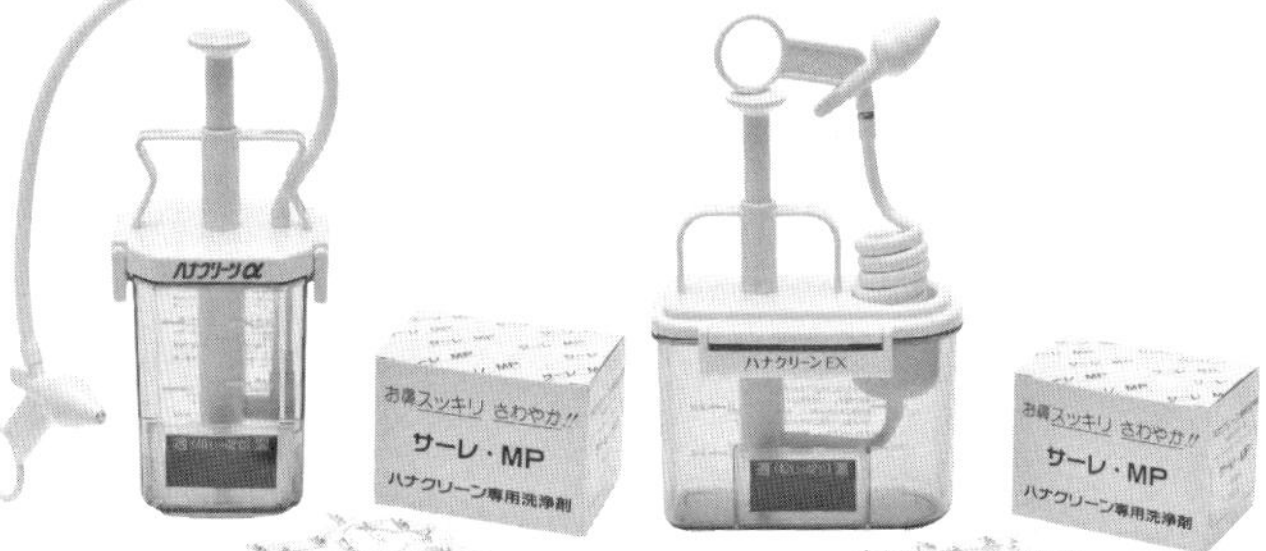

ハナクリーンα(洗浄剤サーレMP30包付き)
ハナクリーンEX(洗浄剤サーレMP30包付き)

器具はきちんと手入れをして清潔に使う

鼻うがい器具を清潔な状態で継続して使用するには、使用後の鼻うがい容器の洗浄と保管も重要です。以下がそのポイントです。

①ノズルやチューブを外して内部をよく洗い、しっかりと乾燥させる
②清潔な場所で保管する
③破損の恐れがあるため、洗剤などは使わず水だけで洗浄する
④少なくとも月に1回は除菌する

〈除菌方法〉

鼻うがい器具の確立された除菌法はありませんが、哺乳瓶の除菌法が参考になると思います。鼻うがいで使用したボトル、ノズル、キャップ、チューブなどの器具を、哺乳瓶・乳首除菌用の次亜塩素酸ナトリウム溶液などに1時間以上浸ける、という方法です。

電子レンジでの除菌（500W×60秒）を推奨しているメーカーもありますが、「ハナノア」

や「ハナオート」などは電子レンジ不可です。洗浄や保管方法などは、各メーカーに確認するのが確実でしょう。

＊h…知覚神経から放出され、鼻粘膜を過敏にしてアレルギー性鼻炎などを引き起こす物質。

第4章

鼻うがいQ&A

空気の通り道を食塩水で洗う「鼻うがい」は、食べものや飲み水の通り道である口の中とのどを洗う「ガラガラ口うがい」とは異なり、それ自体がもともとの自然な体の働きとは異なる行為といえます。そのため、ガラガラ口うがいでは感じなかった不安や疑問点がたくさん出てくるのは当然です。ここではよくある疑問や質問に答えたいと思います。

Q1 鼻うがいに使う水は、一度煮沸する必要がありますか？

A 日本の水質基準は厳しいので、飲料水として使用可能な水道水であれば、そのまま使っても大丈夫と考えます。

多くの医師は「鼻うがいには一度煮沸した水を使いましょう」と説明すると思います。その根拠というのは、鼻うがいで水中の微生物（アメーバ）が鼻から脳に入り、アメーバ性髄膜脳炎を発症したという報告があるからです（Yoder JS 2012）。アメーバ性髄膜脳炎とは、フォーラーネグレリアというアメーバが鼻から脳に侵入することによって起こります。発症すると嗅覚や味覚の変化、頭痛などの症状が出て、その後急激に錯乱状態となり、10日ほどで死に至る可能性のある病気です。フォーラーネグレリアは、俗に「殺人アメーバ」ともいわれています。

ただし、これは水道水をそのまま飲むことができないような衛生状態の地域からの報告です。フォーラーネグレリアは塩素消毒に弱い性質があるため、日本国内の水道水でフォーラーネグレリアに感染する可能性はないとされていますし、これまでに水道水を介した感染の報告はありません。

水道水の基準は国によってかなり異なります。水道水がそのまま飲める国は、実は世界中で1割にも満たないのですが、日本はそのひとつです。日本の水道水は世界的に見てもトップクラスの安全性を誇っており、塩素消毒もされています。飲んで大丈夫な水は原則として鼻うがいに使っても良いと、私は考えています。鼻うがいの洗浄液は、「塩素消毒した水」「もしくは一度煮沸した水」を使うべきとの海外の報告もあります（Rietsema WJ 2016）。

ただし、水道管や貯水槽などの状態や環境にも左右される部分があるので、水道水が絶対に大丈夫だとは言い切れません。以前、水道局に「水道水をそのまま鼻うがいに使用して良いか」と問い合わせたところ、未回答であったとの話も聞いています。「飲み水」の安全基準はありますが、「鼻うがい水」の安全基準はないので、これは仕方のないことだと思います。

そういう私も、実は2019年までは「鼻うがい」には一度煮沸した水道水の使用をすすめていました。ところが新型コロナウイルス感染症の登場で状況が変わりました。その日に吸い込んで鼻やのどに付着したウイルスなどを洗い流すための「毎日手軽にできる鼻うがい」が必要になったのです。

また、換気が悪くて空気が滞留している場所や、人が密集してソーシャルディスタンスが保てないような状況に置かれた後、あるいは診療の処置に伴って患者さんから飛沫を浴びたときなどに、「すぐにできる鼻うがい」が欠かせなくなりました。

つまり、水道水をいったん沸騰させる「手間」と「時間」をかける悠長な状況ではなくなったのです。そのようなことが理由で、現在では鼻うがいを「毎日する」「必要なときにすぐにする」ことを重要視して、私は煮沸なしの水道水を使用しています。もちろん、ミネラルウォーターでも問題ないでしょう。

Q2

鼻うがいの後、体を横にしたときに洗浄液が鼻から流れ出るのですが……。

A

頭の位置が変わったことなどで、副鼻腔に入った洗浄液が排出されて起こることがあります。問題ありませんが、気になるなら頭を下にしてみましょう。

これはあまり気にする必要のない生理的な現象です。高容量の鼻うがいではしばしばみられますが、低容量の鼻うがいではあまり起きません。もし気になるようでしたら、鼻うがいの直後に、頭頂部を床に向けるように腰を曲げて下を向きます。約10秒間そのままの体勢を保ちながら、頭をゆっくりと左右に傾けてから起き上がることを数回繰り返してみましょう。これで副鼻腔にたまった洗浄液が排出されやすくなり、横になったときに水が鼻に流れにくくなります（P100★25）。

★25　副鼻腔に残った洗浄液を排出させる姿勢

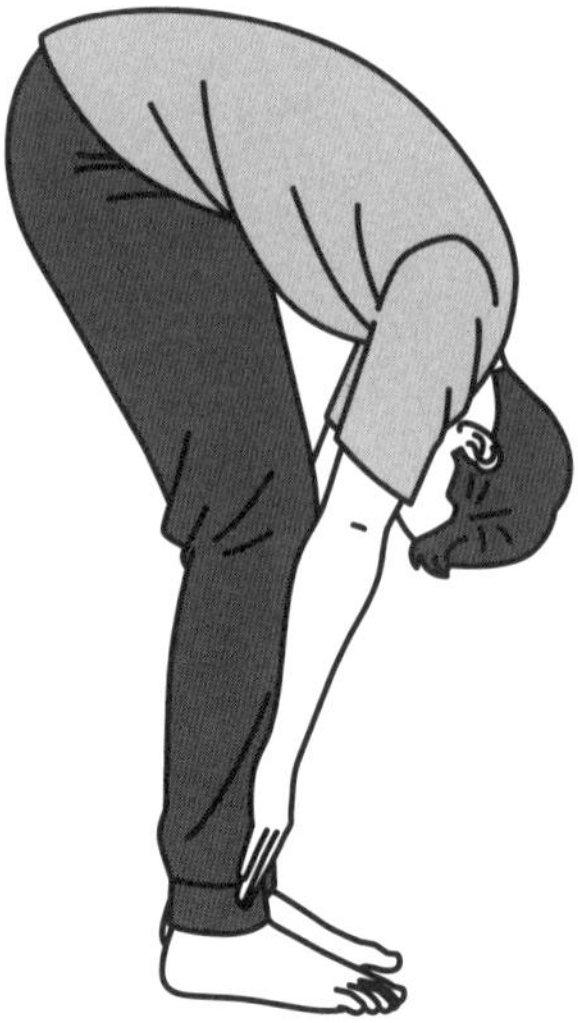

足の間をのぞき込むようにして頭頂部を床に向けると、副鼻腔に入った洗浄液が排出される。

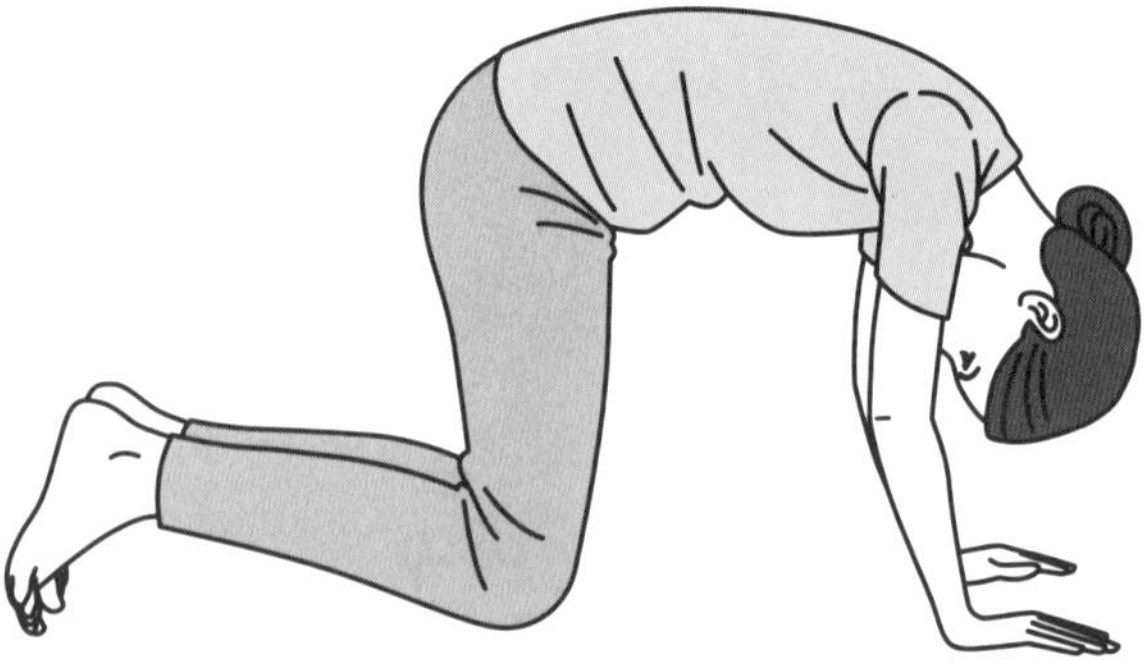

体が硬い人は、四つんばいでおへそを見るように頭を下げると、副鼻腔の洗浄液が排出されやすい。

Q3

鼻うがいをしたとき、のどに付着した微生物を洗浄液と一緒に飲んでしまっても大丈夫？

A 特に問題ありません。私たちは普段から大量の粘液とともに微生物やほこりを飲み込んでいます。

通常、鼻から分泌される粘液の量は、1日約1ℓにもなるといわれています。鼻孔を通過した空気中の小さなごみ、ほこり、細菌などの微生物は、鼻の粘膜から分泌された粘液に付着します。それらは繊毛の運動によって鼻の奥へ運ばれて、のどから痰となって排出されたり、食道を通って胃に入ります。

胃の中は強酸の状態なので、ピロリ菌などの例外的な細菌を除けば、胃に入った微生物は死滅します。普段の生活でも知らず知らずのうちに、大量の粘液が微生物やほこりとともに飲み込まれているので、鼻うがいで洗浄液を数十mℓ飲み込んでも問題ないといえます。

また、鼻うがいの食塩水を飲んでしまうことで塩分の過剰摂取にならないか、との質問を受けることがあります。仮に1％の食塩水で1日500mℓの鼻うがいをしたとして、使用する塩はわずか5gです。鼻から入れた洗浄水の90%ぐらいはもう一方の鼻から排出されるので、残りの10%を口から吐かずに全部飲み込んだとしても、そこに含まれる塩は0・5g程度。現在の日本人の1日の塩分摂取量は約10gなので、その20分の1ということになります。

Q4 鼻うがいは1日に何回行えば良いですか？

A 1日2回、朝夕が原則ですが、回数に制限はありません。

「鼻うがいをしすぎると鼻粘膜表面のムチンや免疫グロブリンA（IgA）が洗い流されてしまうから良くない」というもっともらしい理屈はありますが、実際に鼻うがいの際の排出液に含まれるムチンやIgAを測定した研究報告はありません。

一方、鼻うがいで繊毛機能の改善がみられたとの報告はあります。そして、何より実学ではP36で紹介した、エジンバラ大学の研究チームがウイルス性の風邪（急性上気道炎）の患者に対

★26　インドのアーユルヴェーダ式鼻うがい

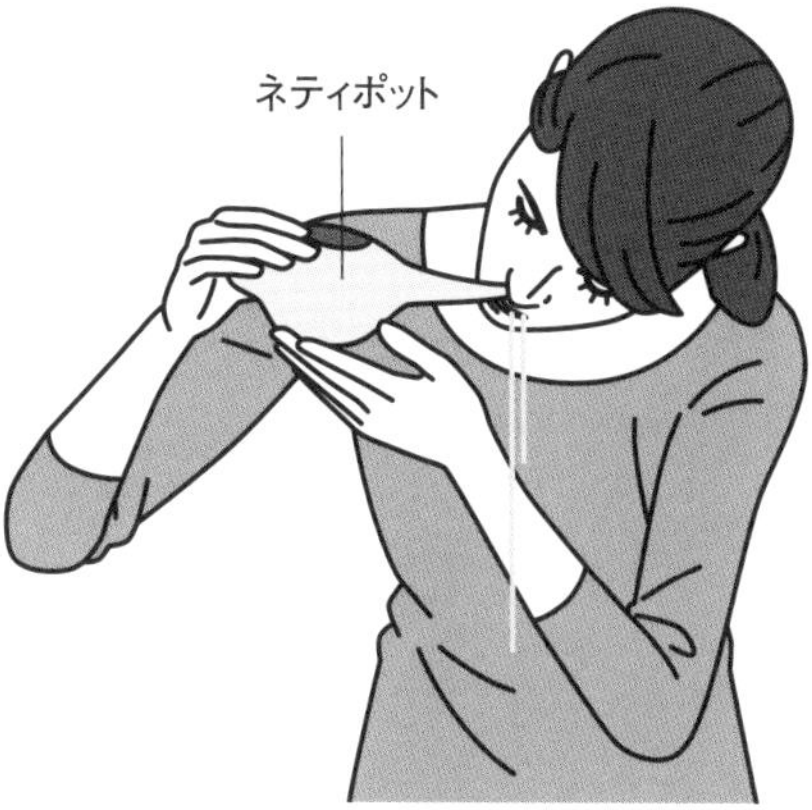

毎朝、身を清める方法として水差しのようなネティポットで鼻うがいを行う。

して行った研究で、鼻うがいを1日に6回実施したところ症状の改善とウイルス量の低下という結果が得られています。こうしたことから、鼻うがいは症状に応じて何回行っても良いと私は考えています。

ちなみに、インド伝承医学（アーユルヴェーダ）では「鼻は脳の入り口である」といわれていて、顔の中心にある鼻の調子が悪ければ脳にも悪影響が及ぶとされています。夜の間に全身の毒素が口や鼻にたまるという考えがあり、朝に身を清める浄化手段の一環として、水差しのようなネティポットという器具を用いた鼻うがい「ジャラ・ネティ」を行います（★26）。この方法は1500年以上の歴史があるそうです。

Q5

鼻うがいの後で耳が痛くなりました。中止した方が良いでしょうか？

A **現在、中耳炎を患っている人は、鼻うがいをしてはいけません。ただし、中耳炎の予防には鼻うがいが役立ちます。**

中耳炎になりやすい人や、中耳炎ではないけれど鼻うがいで耳が痛くなりやすい人は、中耳炎を予防するために、鼻うがいを行った方が良いと思います。中耳炎の原因とされているのがのどの炎症で、予防にはこの炎症を抑えることが重要だからです。鼻うがいを補助療法として積極的に活用しましょう。

鼻うがいで耳が痛くなりやすい人は、鼻うがいのときに頭を左右どちらかに傾けないようにして、洗浄液を鼻からゆっくりと注入するのがコツです。このときに自分の唾液や鼻うがいの洗浄液を飲み込んでしまうと、耳管に水が入って中耳炎を起こすことがあるので要注意。洗浄液を飲み込まないように気をつけることが大事です。また、鼻腔の中に水分が残っている状態で鼻を強くかむことも中耳炎の原因になるので、やさしく軽くかみましょう。

鼻うがいをしてはいけないのは、急性中耳炎、滲出性中耳炎、声帯麻痺、誤嚥を起こしやすい人、膿性鼻汁（黄色いドロドロした鼻水）の多い人です。なお、「エー」と発声しながら鼻うがいをすると洗浄液の誤嚥防止につながります。

Q6 洗浄液が鼻のどこかにたまって腐敗したり、炎症の原因になることはありませんか？

A その心配はありません。一時的にたまっても、鼻から排出されます。

鼻うがいをした後に、洗浄液がたまってしまうとすれば副鼻腔でしょう。しかし、一時的に洗浄液がたまったとしても普段の生活をしているうちに、鼻から自然に排出されます。それどころか、慢性的に副鼻腔にたまったうみなどを洗い流す鼻うがいは、慢性副鼻腔炎の補助療法として推奨されているので、心配はいらないでしょう。

Q7

鼻うがいの洗浄液を作るとき、水に入れるのはどんな塩がおすすめですか？

A 最も安全なのは、医療用の「日本薬局方 塩化ナトリウム」ですが、手に入りにくいのが難点。「精製塩」を使うと良いでしょう。

食品を安全に摂るために、日本には食品や添加物などの基準、検査などを定めた「食品衛生法」があります。ところが、この食品衛生法では食用塩の品質規格が定められていません。食塩の種類はさまざまで、食塩を固まりにくくするために炭酸カルシウムや炭酸マグネシウムを添加したり、湿気を防ぐためにクエン酸鉄アンモニウムや塩化マグネシウムなどを添加したタイプも市販されています。

医療用の塩化ナトリウムに最も近いものは「精製塩」（塩化ナトリウム純度99％以上）。しかも最も安価なので鼻うがい用の塩としておすすめです。しかし、塩化ナトリウムの純度が高くないと鼻うがいに適さないというわけではありません。海外では塩化ナトリウム以外にミネラルなどを含んだ海水を薄めたものが鼻うがい用の洗浄液として市販されていて、生理食塩水よりも効果が優れているという報告もあります（Köksal T 2016）。

　実際、日本でも海水を煮詰めて作られた「塩の精」を鼻うがいに使う人がいます。また、熱を加えない常[*i]温瞬間空中結晶製塩法で沖縄の海水から作られた「ぬちまーす」などを、鼻うがいに愛用している人もいます。

　鼻うがいに使うのに絶対に安全だといえるのは、医師の処方が必要な「日本薬局方 塩化ナトリウム」だけですが、入手が難しく、毎日行う手軽な鼻うがいには不向きです。それ以外の塩は、鼻うがい用としての安全を担保するエビデンスが現状ではありません。ただし先ほども触れたように、塩は食品衛生法では品質規格がありませんが、コーデックスという食品の国際規格（世界的に通用する食品規格）では定められています。それを満たして市販されている塩であれば、「鼻うがい」に使用可能と思われます。

Q8

洗浄液にポビドンヨード製剤（ヨード液）を入れたら治療効果が高まりますか？

A 鼻うがい洗浄液にヨード液はNG。鼻うがいには推奨できません。

「細菌、ウイルス、真菌に対して殺菌作用のあるヨード液を混ぜれば、鼻うがいの効果が高まるのでは？」という発想をする人もいるかもしれません。

一時期、ヨード液でガラガラ口うがいをすれば、新型コロナウイルス感染症の重症化を防げるのではないか、と話題になりました。しかし、鼻うがいには推奨できない理由がいくつかあります。

第一は甲状腺への影響です。私たちが体内で甲状腺ホルモンを作るには、1日0・05〜0・15㎎程度の微量のヨードが必要ですが、過剰なヨードの摂取は甲状腺機能を弱めることにつながります。

ヨード液の消毒成分の主体はヨードです。例えば、ポビドンヨード製剤の医療用のうがい液である「イソジンガーグル」には、１mℓ当たり７mgのヨードが含まれています。成人が１日に必要とするヨードはせいぜい０・２mgですから、実に35倍ものヨードが１mℓのうがい液の中に含まれていることになります。

ガラガラ口うがいであれば全部吐き出すので問題なさそうですが、それでも一部は粘膜から吸収され、毎日うがいするとヨード過剰状態を生じる危険性があります。実際に、毎日数回ヨード液でうがいをする習慣のある人が、ヨード過剰状態となったことで生じた甲状腺機能低下症例が報告されています（Sato K 2007）。

風邪や扁桃炎でヨード液を使ったうがいを一時的に行うことは、甲状腺の病気やヨードアレルギーの人以外では、問題はありません。

しかし、風邪や扁桃炎が治っても使い続けたり、日常的に使うことは、原則として避けるのが妥当とされています。

口に含んだうがい液を全部吐き出すガラガラ口うがいでも、このようなリスクがあるのですから、洗浄液を一部飲み込んでしまう鼻うがいでは、当然のことながらヨード過剰摂取のリスクが高まります。一時的でも避けた方が無難です。

第二に、ヨード液を用いることによる風邪の予防効果そのものに対する疑問です。P51で紹介したように、水でのガラガラ口うがいで認められた風邪の予防効果が、意外なことにポビドンヨード製剤を用いたうがいでは認められませんでした。この理由として、免疫に役立っている口腔内の常在細菌叢（口腔内フローラ）をヨードが破壊してしまうことが挙げられています。鼻や上咽頭にも常在細菌叢はありますので、ヨード液の鼻うがいでも同じようなことが起こる可能性があると思われます。

食塩水には抗ウイルス作用があるので、殺菌作用を強化する目的であれば、鼻うがいで使う洗浄液の食塩濃度を高めるのが最も効果的な方法だと思います。風邪予防のためなら違和感が最も少ない生理食塩水の濃度（0・9％）で良いと思いますが、風邪の治療が目的であれば1・5％～2・5％程度の高張食塩水（濃い食塩水）がおすすめです。

Q9

鼻うがいは幼児や高齢者でも行えますか？

A 鼻うがいは幼児なら4歳程度から可能で、高齢者には年齢制限はありません。

鼻うがいは一般的には「自分で鼻がかめるようになれば可能」とされており、だいたい4歳がそれに相当するとされています。

一方、高齢者の年齢制限はありません。高齢者における鼻うがいで注意しなければいけないのは、洗浄液が気管に入ってしまう誤嚥です。「エー」と発声しながら鼻うがいをすると誤嚥のリスクを減らすことができます。また、鼻うがいのときに頭をまっすぐにしたり、後ろに傾けたりすると上咽頭に洗浄液が多く流れます。その分、のどに降りてくる液の量も増えて誤嚥のリスクが高まるので気を付けましょう。

高齢者の鼻うがいは、頭を前に傾けて一方の鼻から洗浄液を入れて他方の鼻から出す方法が安全です（P112★27）。

★27　高齢者に適した鼻うがいの方法

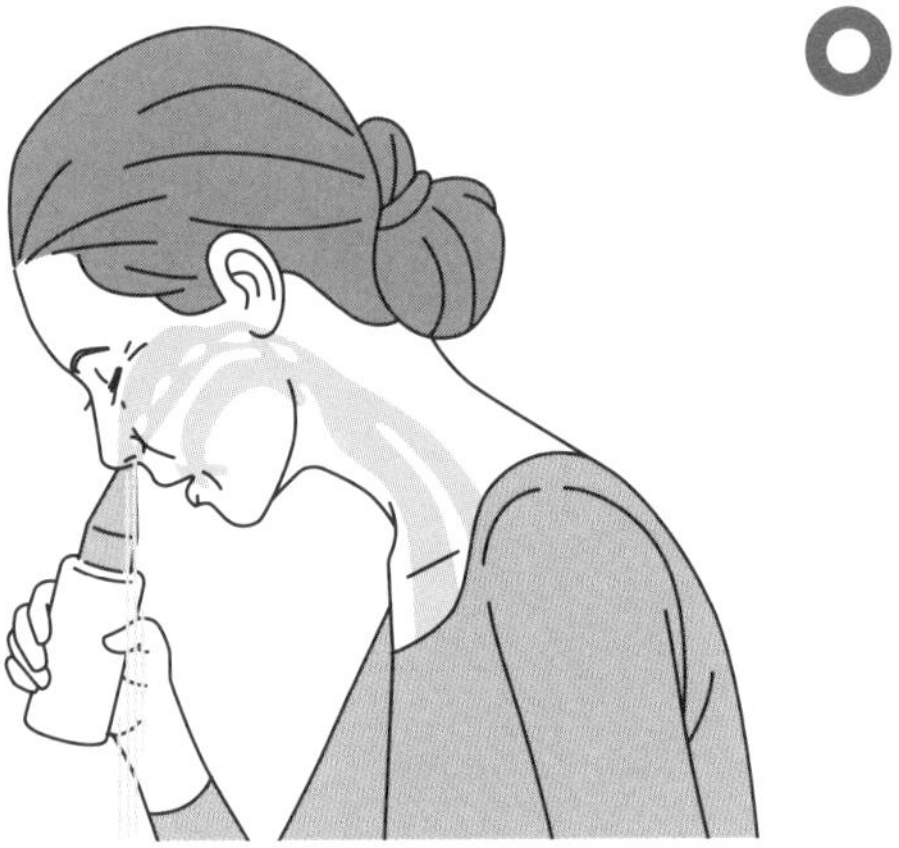

頭を前に傾けた「鼻うがい」
洗浄液が反対の鼻や口から出てくるので、誤嚥が起きにくい。

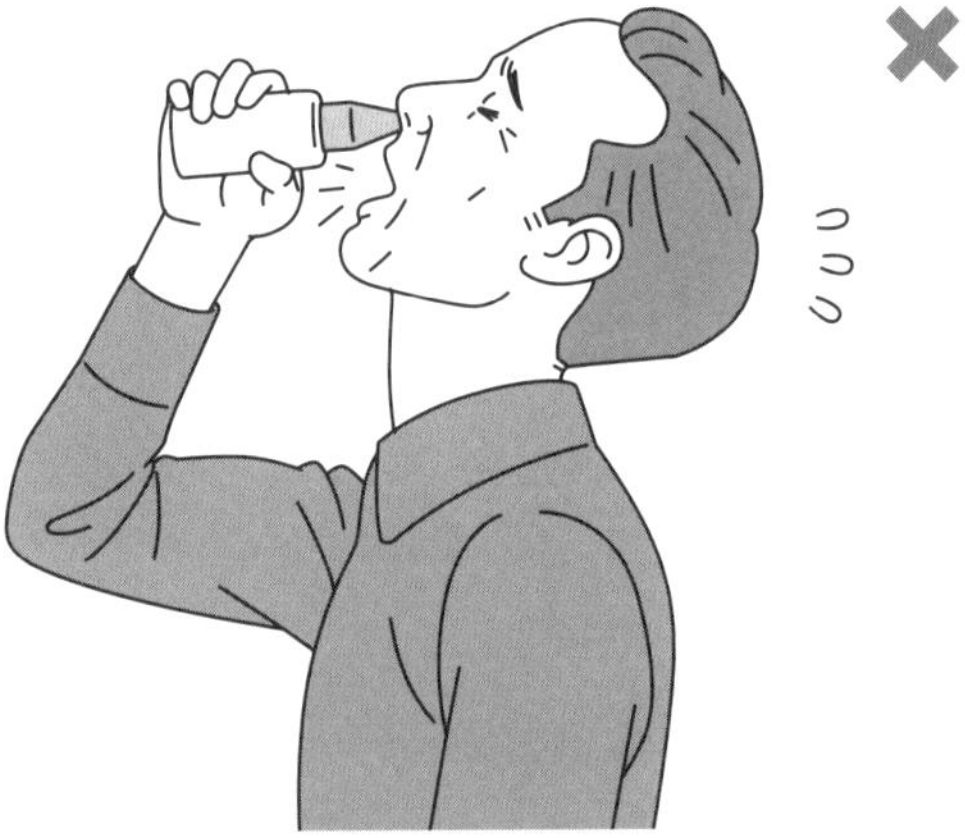

頭を後ろに傾けた「鼻うがい」
洗浄液がのどに流れるため、誤嚥のリスクがある。

Q10

朝起きるといつも鼻がつまっています。鼻うがいをしても大丈夫ですか？

A　鼻うがいは鼻がつまっていても可能です。食塩水の濃度を変えてみて、自分に合った濃度を見つけましょう。

鼻うがいは鼻がつまっていても行うことができます。

鼻づまりの大きな原因は鼻腔の粘膜や上咽頭の粘膜のむくみですが、高張食塩水で鼻うがいをすると、粘膜のむくみや炎症の軽減に効果がみられるという報告がこれまでに多数あります。鼻炎患者を対象とした研究では、高張食塩水は生理食塩水よりも症状の改善効果が勝ることが報告されています（Malizia V 2017）。

しかしその一方で、高張食塩水の鼻うがいはヒスタミンやサブスタンスPを作り出して、鼻づまり、鼻水、疼痛の原因になりうることも報告されています（Baraniuk JN 1999,Krayenbuhl MC 1989）。食塩の濃度が濃すぎると、鼻うがいをすることでかえって鼻づまりが悪化してしまう場合もあるのです。

そこでおすすめなのが、自分に合った食塩濃度を見つけることです。見つけ方として、まず食塩濃度1％、1・5％、2％、2・5％の4段階の濃さの食塩水を用意します。濃度の違う食塩水で鼻うがいをしてみて、鼻うがいの後に最も鼻の調子が良いと感じる濃度を選ぶのが良いと思います。

＊ⅰ…海水を細かい霧にして温風を当て、水分だけを瞬時に蒸発させる製塩法。空中で海水中の塩分やにがりが結晶となって塩ができる。

第5章

慢性上咽頭炎を治せば不調が改善する

前章までは、上咽頭を「鼻うがい」で洗うことによって、さまざまな病気や症状を改善したり予防したりできることを説明しました。この章では、上咽頭の炎症とその治療法であるEAT（上咽頭擦過療法）について触れていきます。

「急性上咽頭炎」と「慢性上咽頭炎」

上咽頭の炎症である上咽頭炎には①**急性上咽頭炎**と②**慢性上咽頭炎**があります。一般的に認識されているのは、風邪をひいて生じる①の急性上咽頭炎です。

急性上咽頭炎は上咽頭（P25★4）にウイルスや細菌が付着して起こります。症状が出て病院で医師の診断を受けると、病名は「風邪」になるでしょう。これらのウイルスや細菌が上咽頭で増殖し、のどの痛み、鼻水、咳、くしゃみなどの症状のほかに、中耳炎や急性副鼻腔炎を発症することもあります。

こうした急性の炎症で、原因が細菌である場合は治療として抗生剤（抗菌剤）や消炎剤が投与されます。そして多くの医師は、上咽頭の炎症というと①の急性上咽頭炎を考えます。②の慢性上咽頭炎は、医師の間でもあまり知られていないからです。

確かにファイバースコープを入れて見ただけでは、上咽頭に起こった慢性の炎症を見つけるのは難しいかもしれません。また、慢性上咽頭炎の症状は、耳鼻咽喉科の医師でも認識している人が少ない炎症状態で、抗生剤や消炎剤を投与しても治せない炎症なのです。

慢性上咽頭炎が起きる原因としては、ウイルスや細菌などの感染以外にも、粉塵や黄砂などの空気汚染物質、ストレスなどがあります。大事なことは、この慢性の炎症は抗生剤などでは治せず、塩化亜鉛溶液の塗布で炎症を焼くEATが有効な治療法になるということです。

上咽頭の特徴とは

上咽頭は鼻から入った空気が鼻腔を抜けて下向きに変える場所で、空気が滞留しやすくいつも湿っているため、細菌やウイルスに感染しやすい場所です（P118★28）。

空気の通り道である鼻腔と上咽頭は、入ってきた空気を加温、加湿、浄化する作用があります。鼻から入った空気は、どんなに冷たくても上咽頭を通るときに31～34℃に調整され、気

★28　上咽頭は外からの異物に接しやすい場所

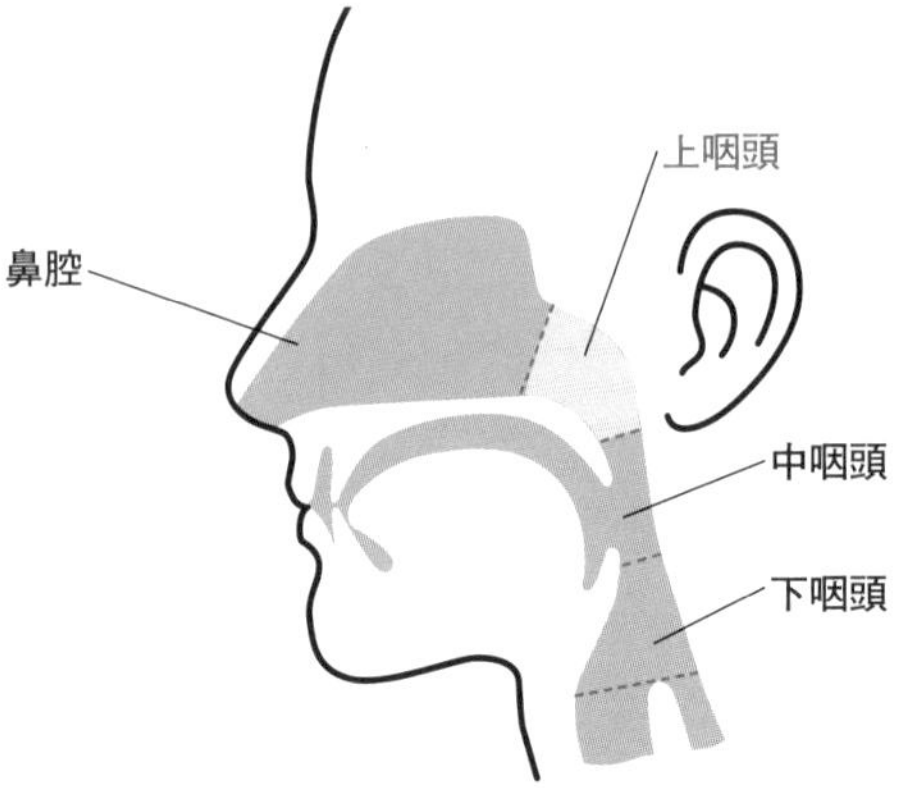

上咽頭は空気を加温、加湿、浄化する働きがある。空気が淀む場所なので、細菌やウイルスなどに感染しやすい。

管に達するときには体温に近い36℃にまで上がっています。同時に湿度の調節も行われていて、上咽頭の湿度は80～85％、下気道では95％になるとされています。

上咽頭は鼻腔や気管と同じように繊毛上皮細胞で覆われており、繊毛上皮細胞の表面からは絶えず粘液が分泌され、繊毛はつねに口の方向に向かって動いているのです。繊毛上皮細胞の働きによって、ほこりや細菌などの外からの異物は押し流され、痰として排出されています。

一方、中咽頭と下咽頭を覆っているのはつるつるの扁平上皮細胞で、単なる空気の通り道です。外からの異物を押し流して、痰として排出する働きはありません。

上咽頭のしくみと役割が分かったところで、

上咽頭にウイルス感染が起きたときの免疫細胞の働きについて解説します。第1章でも触れましたが、ここではより詳しく説明していきます。

上咽頭には、「樹状細胞」という食細胞（異物を取り込んで消化・分解する細胞）がたくさん存在しています。樹状細胞は、外から侵入したウイルスに対して最初に反応する細胞です。ウイルスを細胞内に取り込むことで活性化し、サイトカイン（細胞間の情報伝達を行う物質）を放出して

さらに「キラーT細胞」と「ヘルパーT細胞」を活性化させます。

キラーT細胞は「細胞傷害性T細胞」とも呼ばれていて、異常な細胞を見つけるとすぐにやっつける、いわば「細胞の殺し屋」です。ウイルスに乗っ取られた「感染細胞」を見つけると、パーフォリンという物質を放出して破壊。細胞の中に潜んでいるウイルスも一緒に退治します。

一方、活性化されたヘルパーT細胞は、サイトカインを放出して「B細胞」を活性化させ、ウイルスに接着する特異的な抗体を作らせます。また、ヘルパーT細胞は「マクロファージ」も活性化させ、マクロファージの貪食《どんしょく》作用（異物を細胞内に取り込む作用）を促進します。活性化されたマクロファージもサイトカインを放出し、炎症部位の血管の透過性を良くして、血液中の免疫細胞である白血球を血管の外に集めます（P120★29）。

★29　上咽頭にウイルス感染が起きたときの免疫反応

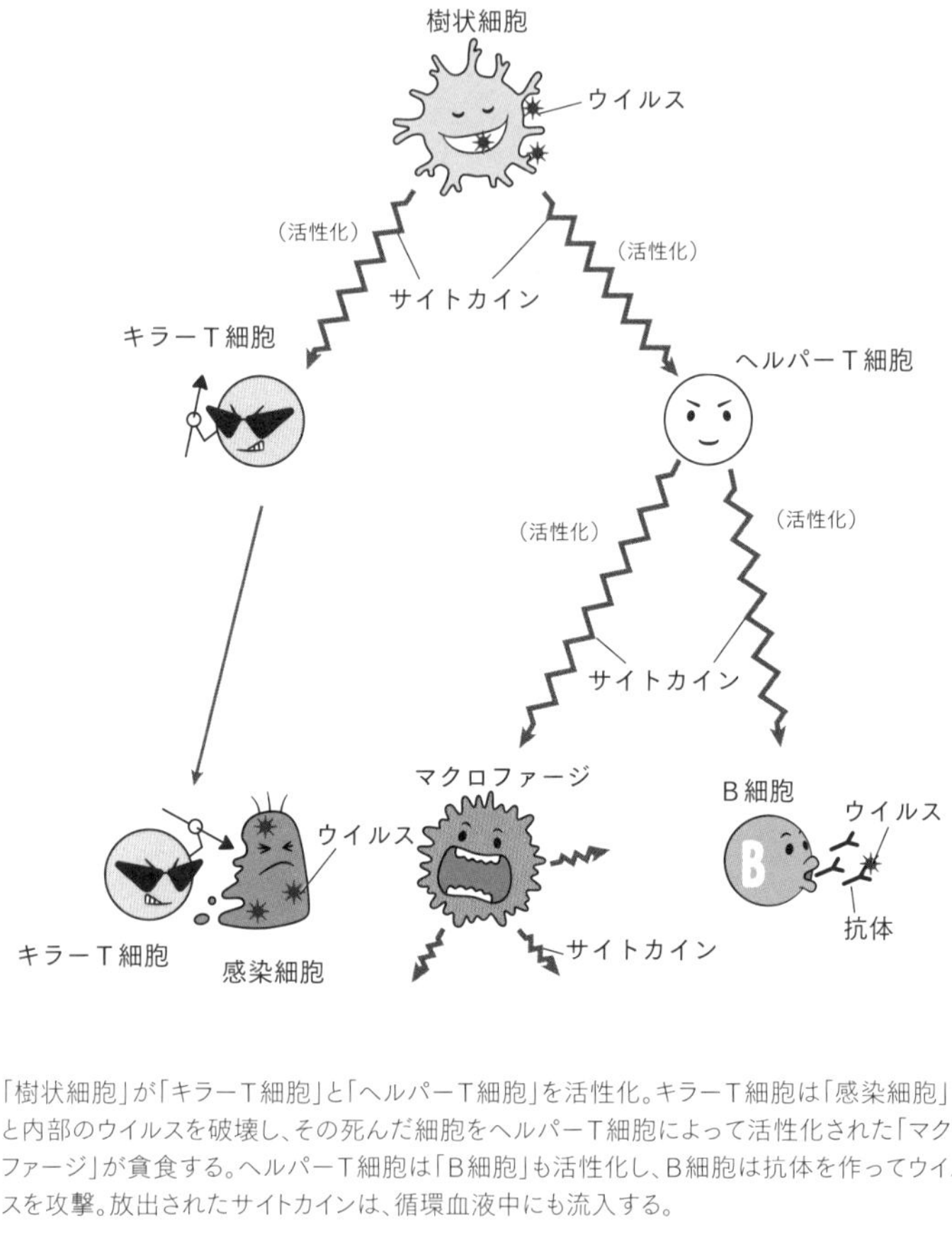

「樹状細胞」が「キラーT細胞」と「ヘルパーT細胞」を活性化。キラーT細胞は「感染細胞」ごと内部のウイルスを破壊し、その死んだ細胞をヘルパーT細胞によって活性化された「マクロファージ」が貪食する。ヘルパーT細胞は「B細胞」も活性化し、B細胞は抗体を作ってウイルスを攻撃。放出されたサイトカインは、循環血液中にも流入する。

樹状細胞、キラーT細胞、ヘルパーT細胞、B細胞、そしてマクロファージは、P26で触れた「免疫防衛軍」の戦士です。これらの細胞は互いに協力しながらウイルスを撃退します。まずキラーT細胞が感染細胞を破壊して内部のウイルスも一緒に撃退してしまうと、その死んだ細胞をマクロファージが貪食します。その後、抗体が作られることでウイルスの細胞内への侵入が阻止されて、上咽頭でのウイルス（ウイルス侵攻軍）との戦いに決着がつくわけです。

免疫細胞である樹状細胞、ヘルパーT細胞、マクロファージが放出するサイトカインは、細胞と細胞の間の情報伝達を行う連絡係の役割を担っています。つまり、サイトカインはこれらの免疫細胞を刺激して、ウイルスと戦う力を高めているのです。戦いが終わってウイルス感染が解消すれば、免疫細胞はサイトカインの放出を停止します。これが風邪（急性上気道炎）から回復した状態です。

しかし、サイトカインの放出がおさまらず、炎症性サイトカインが過剰に作られる「サイトカインストーム」が発生して、症状が全身に及ぶことがあります。これは「サイトカイン放出症候群（ＣＲＳ）」とも呼ばれ、全身の過剰な炎症によって、発熱、血球減少、脾腫《ひしゅ》、肝炎、肺炎、凝血《ぎょうけつ》などが起き、命にかかわる多臓器機能不全（生命維持に必要な複数の臓器に障害が起こること）につながる可能性があります。特に高齢の新型コロナウイルス感染症の患者に起こる重篤な肺炎は、このサイトカインストームが原因とされています。

ほかの部位に悪影響をもたらす上咽頭の炎症

一方、サイトカインストームのような激しい炎症ではなく、(程度は軽いながら)ウイルスがいなくなった後に上咽頭で慢性的にリンパ球の活性化や、サイトカインの放出が続いている状態が「慢性上咽頭炎」です。

慢性上咽頭炎による炎症の影響は、上咽頭だけにとどまりません。上咽頭で作られた炎症性サイトカインは上咽頭の感覚神経を慢性的に刺激し、その刺激が迷走神経を通って脳に伝わり、全身倦怠感、めまい、集中力低下などの神経症状を引き起こします。

また、上咽頭で活性化したキラーT細胞やヘルパーT細胞、マクロファージによって作られたサイトカインは、上咽頭だけでなく血流に乗って全身を巡り、遠く離れた腎臓や皮膚の血管を傷つけてしまうことがあります。そして糸球体血管炎(血尿)、紫斑などを起こす原因になります。このように慢性上咽頭炎は、のど痛、後鼻漏、首・肩こりなどの上咽頭に近い部分の不調だけでなく、さまざまな全身症状をも引き起こしているのです。

慢性上咽頭炎はすべての人がもつ炎症

上咽頭は空気の流れが横向きから下向きに変わる場所なので、空気が滞留して空気と一緒に入り込んだウイルスや細菌などが付着しやすい場所です。上咽頭はウイルスや細菌といった外からの刺激につねにさらされて、絶えず炎症を起こしている状態にあります。この状態こそが「慢性上咽頭炎」です。

つまり、慢性上咽頭炎は人間であれば誰もがもっている炎症なのですが、人によってその程度が異なります。炎症が原因で体の不調が生じている「病的炎症」の人もいれば、特に体の不調が現れない「生理的炎症」の人もいます（P124★30）。

炎症の程度は上咽頭のうっ血に反映されますので、上咽頭に塩化亜鉛溶液を塗るＥＡＴを行ったときに綿棒に血が付着する人は、病的炎症があると考えられます。私の経験では約8割の人が病的炎症の状態で、そのうちの2割程度の人が、のどが痛い、鼻がつまる、頭痛がする、肩がこるなど、自覚できる症状がある重度の病的炎症の状態だと推測されます。一方、不調の自覚症状がない生理的炎症の人は、上咽頭にＥＡＴで塩化亜鉛溶液を塗布しても、綿棒に

★30　上咽頭で起こる炎症

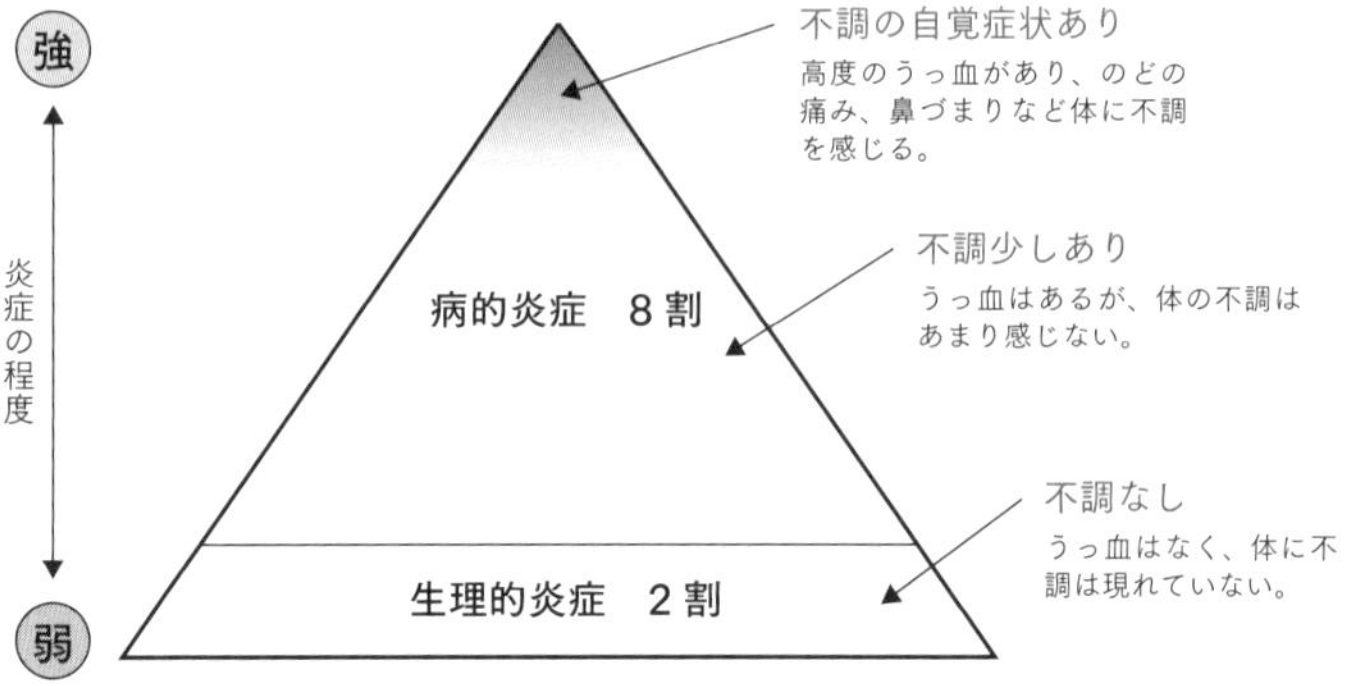
強
炎症の程度
弱
不調の自覚症状あり
高度のうっ血があり、のどの痛み、鼻づまりなど体に不調を感じる。
病的炎症　8割
不調少しあり
うっ血はあるが、体の不調はあまり感じない。
不調なし
うっ血はなく、体に不調は現れていない。
生理的炎症　2割

誰でも上咽頭に炎症を起こしていて、約8割の人が「病的炎症」。
その中の約2割の人は炎症が強く、体に不調が現れている。

血は付着しません。

では、どんなきっかけで、症状のない生理的炎症から病的炎症に変わったり、軽度の病的炎症が重度の病的炎症に変わったりするのでしょうか。

きっかけのひとつは風邪です。風邪をひいて急性上咽頭炎になったとき、きちんと治さないでいると慢性上咽頭炎の状態が病的炎症に変わってしまいます。その他、ストレスや過労、寒さなども、病的炎症に変わる原因となりえるでしょう。

疲れがたまっていて体調が優れず、免疫力が下がっていると、すぐに病的炎症の状態に変わってしまうのです。上咽頭はそれほどデリケートな場所だといえます。

のどの痛みの正体は上咽頭の痛み

風邪のひき始めの症状に「のどの痛み」はつきものです。この「のどの痛み」は、扁桃腺（医学用語では「口蓋扁桃」）の炎症によるものと考えている人が多いのではないでしょうか。しかし、ＩｇＡ腎症の治療のためにすでに扁桃を摘出した患者さんからも、「扁桃腺を取ったのに風邪をひいたらのどが痛いです。なぜですか？」と聞かれることがしばしばあります。

風邪でのどが痛くても扁桃に炎症があることはまれで、口の中を丹念に診察しても痛い場所を見つけられないことがほとんどです。そんなときに医師は「のどがちょっと赤いですね」などとあいまいな説明をしたりします。

それでは扁桃には炎症がないのに、なぜのどの痛みが起きるのでしょうか。実はこの「のどの痛み」こそが、上咽頭の痛みなのです。風邪をひいて「唾を飲み込むとのどが痛い」とき、痛みを感じるのは中咽頭から下咽頭にかけての部分です。そこで綿棒で患者さんの中咽頭から下咽頭にかけてあちこち触れても、痛いと感じる部位は見つかりません。

ところが綿棒を上咽頭に入れたとたん、「あっ、そこ！」というように、痛みの本丸に行き当たることが多いのです。上咽頭に塩化亜鉛溶液を塗るとその綿棒には血液が付き、患者さんは強い痛みを感じます。血液の付着と強い痛みによって、上咽頭に炎症が起きていることが分かるのです。

このように、痛みの原因である炎症を起こしている部位と、実際に痛みを感じる部位が違う現象を「関連痛」といいます。関連痛は上咽頭炎の特徴のひとつだといえます。

慢性上咽頭炎の診断方法

風邪で起こる急性上咽頭炎は、ファイバースコープで上咽頭をのぞくと膿汁や分泌物などが付着し、表面が赤く炎症を起こしているため、比較的簡単に診断できます。ところが慢性上咽頭炎の場合は、ファイバースコープでのぞいても軽度の赤みがある程度。慢性上咽頭炎を知らない人が見たら、異常を発見できません。

このように慢性上咽頭炎の診断は難しいものですが、外から触って予測することができます。その方法は簡単で、耳の下の部分を人差し指、中指、薬指の3本でやや強い力を込めて触るだけです。慢性上咽頭炎がある患者さんなら痛みを感じます。外から慢性上咽頭炎の有無が判断できるので、便利な診断方法だといえます。

それに加えて慢性上咽頭炎があると、のどに違和感のある患者さんは多いです。のどの痛みがなかなか治らず、さらに咳や痰が出る、のどがイガイガするなどの症状があり、耳の下を押して痛みを感じた場合は、慢性上咽頭炎である可能性が高いと考えられます。

一年中風邪をひいている「慢性風邪」が治る

この本のメインテーマは、新型コロナウイルス感染症の対策に通じるであろう「鼻うがいによる風邪予防」です。そして上咽頭は、重要なキーワードです。ここからは上咽頭の治療について掘り下げてみたいと思います。

私は外来の診療をしていて、「一年中風邪をひいている」「季節の変わり目には必ず風邪をひく」「周りの人の風邪をすぐもらう」と話す患者さんが少なからずいることに気づきました。

そういう人は、他人の風邪はすぐもらってしまうのに自分の風邪は人にうつさない、という特徴があります。

このような人を調べてみると、風邪をひいていないときも激しい慢性上咽頭炎がみられることが分かりました。つまり、風邪を引き起こしているのはウイルスではないのです。もともと慢性上咽頭炎を起こしていて、寒さや過労などで慢性上咽頭炎が悪化したときに、風邪をひいたと感じているのです。

そして、慢性上咽頭炎の治療を続けて上咽頭の状態が改善することで、風邪をひかなくなります。ＥＡＴはもともと、ウイルスによる急性の風邪によく効く治療です。急性の風邪であれ慢性の風邪であれ、ＥＡＴは「風邪」に有効な治療法だといえます。

鼻うがいを習慣化した患者さんは、風邪をひきにくくなったと感じることが多いようです。これは、鼻うがいでウイルスなどによる急性の風邪を予防できていることと、慢性上咽頭炎の状態が以前より改善したことの両方が関係していると考えられます。

私の外来には、ＥＡＴによって慢性上咽頭炎の症状が改善した後も、健康維持を目的として月に1回程度の割合でＥＡＴを受けに来る患者さんが相当数います。これらの患者さんが共通して口にするのは「風邪をひかなくなった」という言葉です。

私の知る限り、ＥＡＴを日常診療に取り入れている医師の多くは、ＥＡＴを行うことで患者さんが風邪をひきにくくなったという印象をもっているようです。普段の上咽頭の状態が、風邪のひきやすさと密接に関連しているのだと考えられます。

では次に、そのＥＡＴについて説明します。

ＥＡＴを行うとさまざまな症状が改善

上咽頭擦過療法（Epipharyngeal Abrasive Therapy）、通称ＥＡＴ《イート》は、0・5〜1％の塩化亜鉛溶液を浸した綿棒を鼻と口から入れて、咽頭をこする単純な治療です（Ｐ130★31）。

ＥＡＴを行うことによって、上咽頭にたまっていた不要な血液と病原体やサイトカインなどの炎症物質が排出され、上咽頭のうっ血とむくみが改善します。また、ＥＡＴにより脳神経のひとつである迷走神経が刺激され、免疫機能と脳機能にも良い影響を及ぼします（Ｐ132★32）。

ＥＡＴは炎症があると痛いのですが、副作用のほとんどない安全な治療だといえます。治療自体は単純ですが、医療行為なので実施できるのは医師のみです。炎症があると、治療中にしばしば咳が出ます。

★31　EAT（上咽頭擦過療法）のやり方

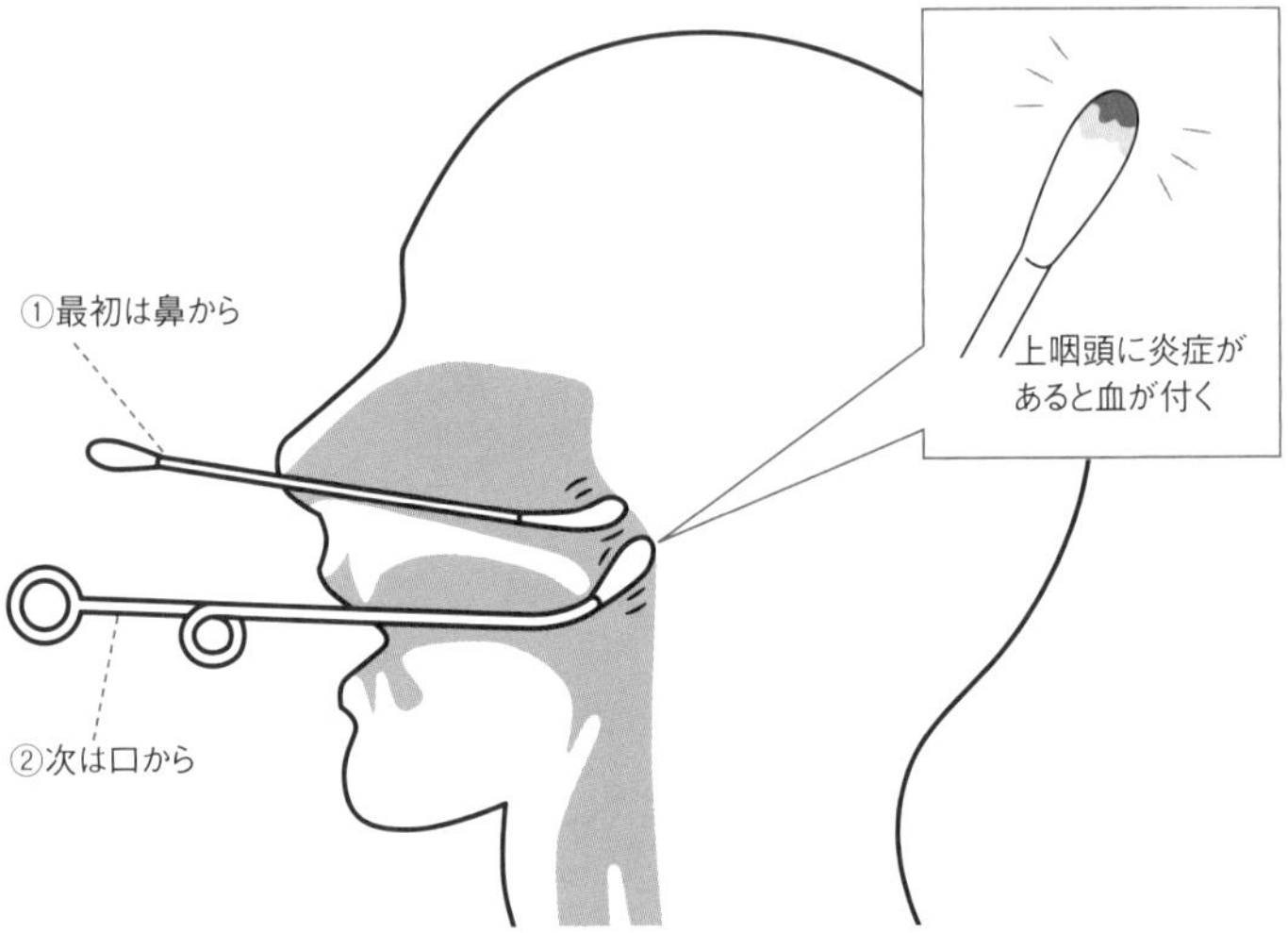
①最初は鼻から
②次は口から
上咽頭に炎症があると血が付く

上咽頭擦過療法《じょういんとうさっかりょうほう》

＝

Epipharyngeal Abrasive Therapy

（EAT《イート》）

最初は綿棒の先端に塩化亜鉛溶液を付けて鼻から挿入し、上咽頭を強めにこする。次に口からも挿入して上咽頭を強めにこする。痛みが強いときは鼻からの挿入だけを行う場合もある。

EATを行うことで、次のような症状の改善が望めます（P133★33）。

①上咽頭の炎症そのものによる症状

頭痛／後鼻漏／咳／発熱／のどの痛み／のどがつまった感じ／鼻づまり／嗄声（声がれ）／首・肩こり　など

②自律神経障害による症状

慢性疲労／倦怠感／めまい／朝の起床困難／胃のもたれ／下痢／腹痛／集中力低下／過呼吸／しゃっくり　など

③免疫の異常による症状・病気

●IgA腎症…免疫グロブリンA（IgA）が、腎臓の糸球体に沈着して血尿が出る病気
●掌蹠膿疱症《しょうせきのうほうしょう》…手のひら、足の裏にうみをもった水ぶくれができる病気
●ネフローゼ症候群…腎臓の糸球体から尿の中に多量のたんぱく質が漏れ出る病気
●炎症性腸疾患…自分の免疫細胞が腸の細胞を攻撃して起こる、潰瘍性大腸炎とクローン病
●関節炎…関節が炎症を起こして痛みが出て関節の変形が起こる病気
●アトピー性皮膚炎　など

★32　EAT は炎症物質や病原体などを排出

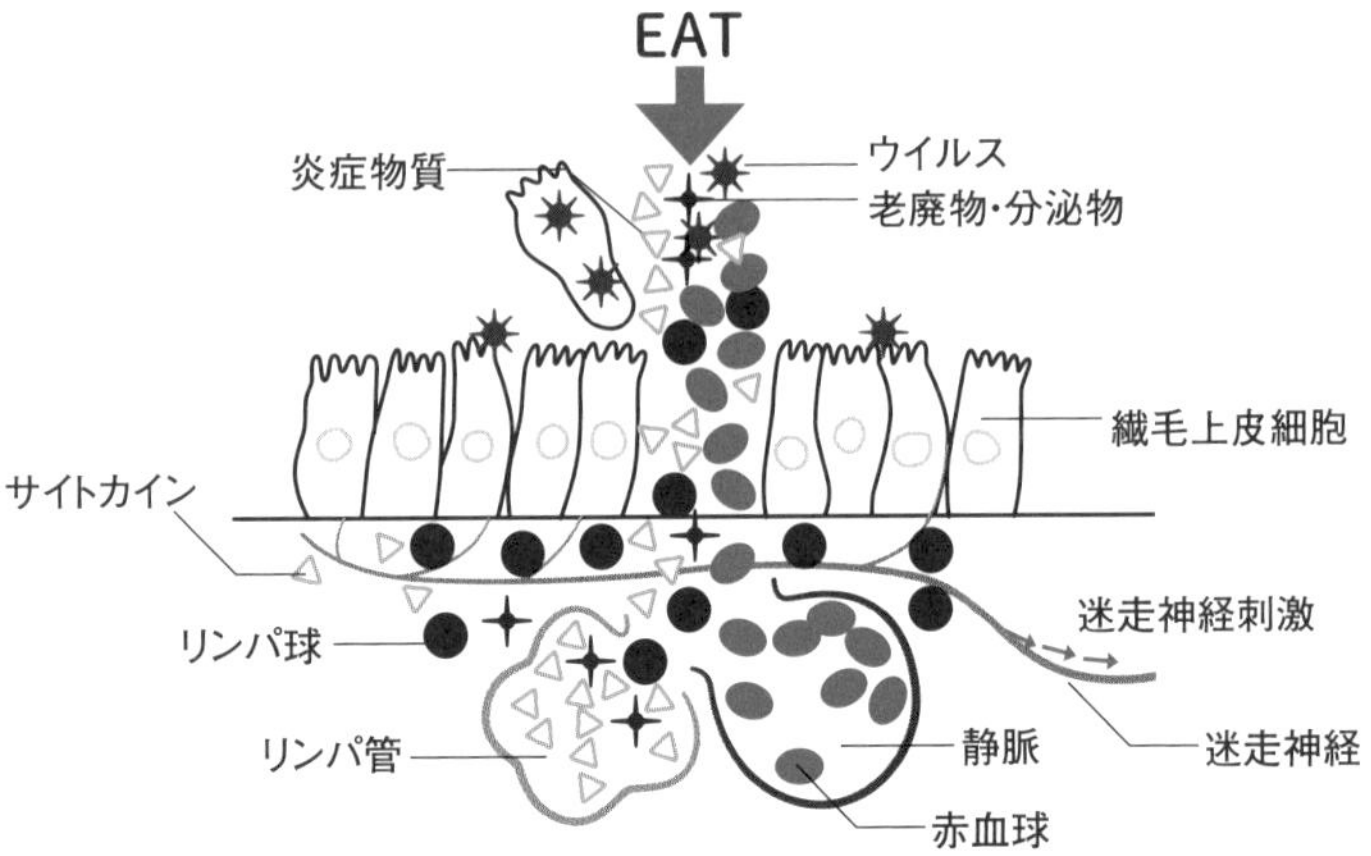

ＥＡＴを行うことで、不要にたまっていた血液とともに、サイトカインなどの炎症物質やウイルスが排出されてむくみが改善する。（Hotta O 2017を改変）

このように、実にさまざまな症状の改善につながります。症状の改善までにどれくらいの期間を要するかに関しては、即効性のあるものから、1年以上かかるものまであります。

例えば、頭痛、のどの痛み、首・肩こりなどは、週に1回のＥＡＴを行うと数回で改善することが多いです。一方、鼻水が鼻から出ないでのどの方に流れ落ちる後鼻漏は、改善を自覚するまで半年から1年ぐらいかかることがしばしばあります。

ＥＡＴは上咽頭に炎症があると痛みの強い治療ですが、炎症が改善するにつれて治療のときの痛みも少なくなります。完全に症状がなくならなくても、10回ぐらい行うと患者さんは治療前より症状が改善したと自覚するこ

★33　慢性上咽頭炎から引き起こされる症状・疾患（診療科別）

耳鼻咽喉科	後鼻漏、鼻閉、咽頭痛、咽頭違和感、頸部リンパ節腫脹、耳管開放症、耳閉、耳鳴り、嗄声、微熱、嗅覚障害
脳神経内科 精神科	浮動性めまい、頭痛、首・肩こり、慢性疲労症候群、ブレインフォグ（集中力低下）、うつ、パニック障害、不安障害
腎臓内科	IgA 腎症／ IgA 血管炎、微小変化型ネフローゼ症候群、膜性腎症
消化器内科	機能性ディスペプシア、過敏性腸症候群、炎症性腸疾患、吃逆
リウマチ科	反応性関節炎、SAPHO 症候群、関節リウマチ、線維筋痛症
呼吸器内科	咳喘息、慢性痰、血痰、過換気症候群
小児科	起立性調節障害、起床困難・頭痛・腹痛・慢性疲労などによる不登校
皮膚科	掌蹠膿疱症、慢性蕁麻疹、乾癬、アトピー性皮膚炎、慢性湿疹
眼科	眼圧上昇、ブドウ膜炎、羞明、かすみ目
整形外科	胸肋鎖骨過形成症、全身疼痛、むずむず脚症候群、仙腸関節障害、首の回旋障害
歯科 口腔外科	非定型歯痛、舌痛症、顔面痛、顎関節症、口臭

（堀田修 2020）

とが多いようです。

私は「だんだん症状が軽くなりますので、まずは10回がんばりましょう」と患者さんを励ましながら治療を行うようにしています。

ＥＡＴは実績のある医療機関で行う

新型コロナウイルスの感染者にＥＡＴを行って咳を誘発すれば、それが空気媒介感染につながってしまいます。こうしたことが懸念されて、ＥＡＴを見合わせる施設が２０２０年春から全国的に増加しました。それまでＥＡＴの恩恵を受けていた患者さんたちにとっては、災難だといえます。

その影響で、以前と変わらずＥＡＴを行う私のクリニックには、〝ＥＡＴ難民〟ともいえる患者さんが全国から集まるようになりました。ただ、遠方の人だとひんぱんに通うわけにはいきません。そこで次善の策として、私のクリニックでは自分で鼻から綿棒を入れる「セルフＥＡＴ」を指導しています。口からのＥＡＴは熟練が必要で危険を伴いますが、鼻からのＥＡＴはそれに比べれば安全で、指導すれば患者さんが自分でできるようになる場合が多いからです（セルフＥＡＴについては次項で触れます）。

きちんと指導を受ければ安全に行える鼻のセルフＥＡＴですが、危険がないわけではありません。医師の指導を受けずに自己流でＥＡＴを行うことは絶対にやめてください。

そして、ＥＡＴ自体は単純な治療ですが、耳鼻咽喉科であればどこでも実施してもらえるわけではありません。また、患者さんごとに病態に応じた効果のあるＥＡＴを行うには、医師側のＥＡＴ技術の習熟もある程度は必要です。ＥＡＴに関心のある人は一度、ＥＡＴに実績のある医療施設を受診してみてはいかがでしょうか（Ｐ188参照）。

自分で行うセルフＥＡＴ

数年前から私は、ＩｇＡ腎症などの自己免疫疾患の患者さんを中心に、自分でＥＡＴを行うセルフＥＡＴを指導しています。

そもそもセルフＥＡＴを選択肢として考えるようになったのは、60年以上のＥＡＴ実施キャリアを誇る谷俊治氏（東京学芸大学名誉教授）から聞いた話がきっかけです。それは、なかなか通院できない慢性上咽頭炎の医療関係者（医師ではありません）の患者さんに、谷先生がやむなくセルフＥＡＴを指導して、自宅で毎日実施してもらったところ、慢性上咽頭炎とそれに伴う頭痛などの症状が明らかに改善したというものでした。

私のクリニックには県外から（中には海外から）来院されるＩｇＡ腎症の患者さんが相当数います。患者さんを診察して慢性上咽頭炎をもっていることが判明し、それを治すことが患者さんの腎臓病の改善につながるであろうことが分かっても、地元でＥＡＴを行ってくれる医療施設がなければその先の手段がありません。

そこで、主に遠方の患者さんに対してセルフＥＡＴを取り入れました。セルフＥＡＴの良さは、当然ですが毎日行えることです。

ＥＡＴには脳神経のひとつである迷走神経を刺激する作用があります。アメリカでは体に電気刺激を発生する装置を埋め込んで、１日に数回、迷走神経を刺激する「ＶＮＳ」という治療法があります。すでにクローン病やリウマチなどの炎症性の自己免疫疾患に用いられている治療法で、迷走神経を刺激すると脾臓から炎症を抑制するようなリンパ球が放出される、という体のしくみを利用しています。この迷走神経刺激による免疫系への作用の持続時間は１日程度なので、毎日刺激する必要があります。

日本では免疫疾患に対するＶＮＳの使用は認可されていません。そしてＶＮＳを行う場合は病院で手術が必要になり費用もかかります。それに比べてＥＡＴは行うのも簡単で費用もそれほどかからないのです。現状では、ＥＡＴがＶＮＳの代用にもなりうる優れた治療だと私は考えています。

セルフEATはリスクを説明したうえで指導

ＥＡＴは医療行為であり、危険が伴います。自分でＥＡＴを行う「セルフＥＡＴ」で問題が生じた場合は、それを許可した医師にも責任問題が生じます。また、日本では医療行為には原則として診療報酬が伴いますが、保険収載されていないセルフＥＡＴを患者さんに指導しても診療報酬はゼロです。こうした背景があるため、セルフＥＡＴが普及せず、医師が否定的なのは当然です。

特に、セルフＥＡＴで万が一事故が起きたときに生じる責任問題は重い話なので、ＥＡＴの普及に積極的な「認定ＮＰＯ法人日本病巣疾患研究会」（Ｐ179参照）でも、「ＥＡＴは医師のみが行う治療」と明示しています。

私は「医療の最終受益者は患者」というシンプルな原則にのっとって、日々の診療にあたっています。そもそも効果のある治療でリスクゼロのものはなく、リスクゼロは効果ゼロの裏返しだと考えています。ＥＡＴも習熟すれば極めてリスクの低い治療ですが、ゼロではありません。実際、セルフＥＡＴの指導を受けた私のクリニックの患者さんが、自宅でＥＡＴを行ったときに綿棒の先が折れて、大学病院の耳鼻咽喉科にお世話になった事例がありました。

しかし、セルフEATが目の前の患者さんにとって有益であることが明白なこともあります。例えば、EATで症状が改善できる可能性が大きいが、EATを実施している医療機関が遠くて通院できない、というような場合です。自分で行うことのリスクを患者さんが理解し、それでもセルフEATを希望される場合は、万が一のときの責任は患者さんを指導した私にあるとしたうえで、私の医療行為の延長としてセルフEATを指導しています。

ポスト・コロナにおける体調不良の正体

新型コロナウイルス感染症は、当初は重症で致命的な症例に人々の関心が集まっていました。ところが患者さんの数が増えるにつれて、症状がおさまってPCR検査で陰性になっても体調不良が残る患者さんが少なくないことが分かってきたのです。その症状は、倦怠感、頭痛、気分の変動、胸の痛み、呼吸困難、動悸、味覚・嗅覚の消失、耳鳴り、しびれ、胃の不調、食欲不振、皮膚の湿疹、めまい、幻覚など多岐にわたります。

症状が重症化して肺炎まで併発した患者さんが、その後も息切れや呼吸困難を感じるのは、肺に障害が残ったことで説明がつきます。しかし、軽症だった人にも、こうしたさまざまな症状が認められるのはどうしてでしょうか？

私は、慢性上咽頭炎が関与している症例が多いのではないかと考えています。慢性上咽頭炎の特徴は、粘膜下のうっ血とむくみです。必ずしも、そこにウイルスや細菌などの病原体が存在するとは限りません。

上咽頭の慢性炎症は、脳の機能（特に自律神経系）と免疫系に影響を及ぼします。新型コロナウイルス感染症の後に生じうる慢性上咽頭炎の原因としては、以下の2つが考えられます。

①もともと慢性上咽頭炎があった人が、新型コロナウイルス感染症をきっかけに重症化した

②新型コロナウイルス感染症で生じた急性上咽頭炎が、慢性上咽頭炎に移行した

適切な診察や検査をしてもはっきりした異常（器質的疾患）が見つからない原因不明の体調不良を、「機能性身体症候群」と呼びます。例えば、慢性疲労症候群、機能性ディスペプシア（原因不明の胃の不調）、過敏性腸症候群（原因不明の腹痛や下痢）、過換気症候群（不安や緊張による過呼吸）、浮動性めまい、月経前症候群、顎関節症（あごが痛む、口が開かないなどの症状）、緊張型頭痛、線維筋痛症（筋肉や関節の慢性痛）、化学物質過敏症などが挙げられます。

私の経験では、機能性身体症候群の患者さんの上咽頭を調べると、9割以上の人に激しい慢性上咽頭炎がありました。症状によっては改善が難しいものもありますが、ＥＡＴで改善するケースも少なくありません。特に最近では、慢性疲労症候群に対するＥＡＴが注目されつつあります。

ＥＡＴで原因不明の体調不良が治ることも

新型コロナウイルス感染症に限らず、風邪が治ったはずなのに「風邪がきっかけで始まった倦怠感や頭痛が何カ月も治らない」というのは、珍しいことではありません。私自身は新型コロナウイルス感染症の患者さんを実際に診察したことはまだありませんが、風邪がきっかけで機能性身体症候群が生じた患者さんをこれまで多数みています。そのようなケースでは、現在は風邪症状がない場合でも、ほぼ例外なく高度の慢性上咽頭炎を認めています。

そして個人差があるものの、ＥＡＴを継続することにより、そのほとんどで日常生活に支障がない程度まで症状が改善しました。また、嗅覚や味覚の低下と慢性湿疹は、慢性上咽頭炎の患者さんにときどきみられる症状です。時間はかかりますが、ＥＡＴの継続で改善するケースは少なくありません。

ポスト・コロナ、つまり新型コロナウイルス感染症が治った後も体調不良が続いている場合は、ＥＡＴに実績のある医療機関を探して一度受診することをおすすめします。風邪症状の最中ではＥＡＴの際に飛沫がかかる危険性があり、病院でＥＡＴを行ってくれない可能性があります。しかし、治った後のウイルスが陰性化した状態であればそのリスクはなく、ＥＡＴの実績がある医師であればこうした症状を理解し、適切に対応してくれるでしょう。

ＥＡＴを希望する人は、Ｐ188の「慢性上咽頭炎診療・ＥＡＴを行っている医療機関一覧」を参照してください。

EATと鼻うがいで不調が改善された人の体験談

治療例① 1年も続いたひどい咳からの解放

Aさん（68歳／女性／主婦）

Aさんは約1年前にのど風邪をひきました。そのときののどの痛みや発熱、倦怠感などの全身症状は1週間程度ですっかり良くなったのですが、咳と痰が残ってしまいました。かかりつけの内科クリニックで薬を処方されましたが改善せず、総合病院の耳鼻咽喉科を受診し、当初は軽い副鼻腔炎ということで治療を行っていたといいます。それでも咳と痰はなかなかおさまらず、呼吸器内科に回されて「咳喘息」[*j]と診断され、ぜんそくの治療薬を用いた治療を受けていました。効果はあまりなく、日常生活に支障をきたすほどの咳が一日中続いたそうです。

2020年、新型コロナウイルスの感染拡大で、咳をする人に対して世間の警戒心が高まりました。元来、外出が好きで社交的な明るい性格のAさんでしたが、咳をする自分に対する他人の目が気になり、家に閉じこもるようになってしまいました。

●EATで体にうれしい変化が

そんな折、私の著書を読んで「自分は慢性上咽頭炎ではないか?」と思い当たったAさん。EATは「痛い治療」と書かれていたので不安もあったようですが、勇気を出して私のクリニックを受診されました。

診察中のAさんの話では、咳や痰に加えて首・肩こりと頭痛がひどく、ときどきめまいもあることが分かりました。これだけ症状がそろうと、Aさんは「慢性上咽頭炎の可能性が極めて高い」ということになります。

さっそく、ベッドにあおむけに寝てもらい、診断と治療の両方を兼ねてEATを行いました。まずは鼻から塩化亜鉛溶液を浸した綿棒を挿入して上咽頭をこすると、綿棒には血液がべっとりと付着し、激しい慢性上咽頭炎であることが判明。そして（咳喘息の患者さんにはよくあることですが）鼻からのEATの後、Aさんは30秒ほど咳込みました。

初回のEATは慢性上咽頭炎の程度を確認できればそれで良いので、激しい慢性上咽頭炎があって痛みが強い場合は、鼻からのＥＡＴのみで終わらせてしまうこともあります。しかし、Ａさんは[*k]咽頭捲綿子《いんとうけんめんし》を用いた口からのＥＡＴも希望されたので、初回にその治療も行いました。鼻からのＥＡＴ以上に口からのＥＡＴは出血し、咳込みもひどかったのですが、治療を終えたＡさんは体に変化が起きていることに気づきました。それまで首が張って頭を後ろに反らせなかったのに、楽にできるようになったのです。

●高張食塩水の鼻うがいを併用

1週間後、診察室に入ってきたＡさんには笑顔がありました。首・肩こりは、1週間たってもＥＡＴでの改善が維持されていること。咳がいったんは明らかに減ったものの、4日目ぐらいからぶり返してきたこと。痰は少し改善したようにも感じるが、まだあまり変化がないことなどを報告してくれました。

2回目のＥＡＴも、まだ出血とともに痛みと咳込みがありましたが、初回と比べるとかなり軽減していました。その後、毎週1回のＥＡＴを継続し、8回目にはＥＡＴの出血はわずかなものに。一日中あった咳が日中はほとんどなくなり、起床時の短時間のみに減っていましたが、痰がらみの改善はまだ不十分でした。

そこで、Aさんに高容量での鼻うがいをおすすめしました。最初は1％の食塩水で鼻うがいをして、問題ないと感じたら2％の食塩水で実施してもらうこととしました。

それからEATをさらに4回行った約1カ月後、Aさんを1年間苦しめた咳は完全に消失。朝方に多少の痰があるものの、日常生活には支障のない程度に改善しました。

最終的にAさんのQOLを高めた一番の理由は、EATと鼻うがいによって咳が出なくなったこと。そのおかげで世間の目を気にせず外出ができるようになり、Aさんらしい社交的な日常を取り戻すことができたのです。

治療例②　原因不明の〝のどの違和感〟が消失

Bさん（32歳／女性／会社員）

●病院を転々として検査を受けても治らない

Bさんは2年ほど前から、のどの痛み（咽頭痛）、のどがつまったような感じ（咽頭閉塞感）、のどのイガイガ感が現れました。特に思い当たる原因はなく、最初は風邪かと思ったそうですが、症状は一向に改善しません。のどに何かできものができたのかと不安になり、近くの耳鼻咽喉科を受診したところ、のどが少し赤いだけで特に異常はないという診断でした。

医師の診断に納得がいかなかったBさんはその後、大学病院を含め、数カ所の耳鼻咽喉科を受診し、内視鏡やCT検査などを受けました。結局、のどに特別な病気は見つからず、「咽喉頭異常感症」という診断結果に。その診断をもとに漢方薬などを飲んでも、残念ながら症状は全く改善しません。挙句の果てに担当の医師から、精神的なことが原因かもしれないので精神科を受診してはどうかと提案され、「医師は自分のことを分かってくれていない」と落胆したBさんは、医療機関に頼ることをあきらめてしまいました。

●片道3時間かけて来院・EATを受ける

その後、インターネットで症状を検索するうちに、自分の症状が「慢性上咽頭炎」かもしれないと気づいたBさんは、県内でEATを行っている耳鼻咽喉科を受診しました。そこで、ようやく慢性上咽頭炎の診断が下ったのですが、医師のEATの処置が少し弱かったせいもあるのか、Bさんが期待するような効果は現れませんでした。思い悩んだ末にBさんは、片道3時間もかけて私のクリニックを受診しました。

Bさんのようにすでに慢性上咽頭炎の診断がついている患者さんには、EATを実施する前に時間をかけて説明をする必要はありません。さっそく、Bさんにベッドに寝てもらい、鼻と口からEATを行ったところかなりの出血があり、激しい慢性上咽頭炎があることが分かりました。

Bさんののどの症状は、EATによる痛みもあってすぐには改善されませんでしたが、治療の直後に頭がすっきりしたことを実感したそうです。片道3時間の通院でしたが、EATに光明を見出したBさんは、週に一度のEATを継続しました。

●のどの痛みが消えて治療を終了

初回のEATの翌日にはのどがつまった感じが消え、5回目のEATでのどの痛みもなくなりました。のどがイガイガする感じはその後も残っていたため、先ほどのAさんと同様に、毎日2回、2%高張食塩水で鼻うがいをしてもらうことにしました。週に1回のEATと毎日2回の鼻うがいの併用で、8回目のEATを終了した時点でBさんののどの症状はすべて治っていました。

その後は、通常の約1%の食塩水で鼻うがいをしばらく継続してもらうことに。もし、症状がぶり返したときは再度、受診してもらうように話をして治療を終了しました。

EATと鼻うがいの併用もおすすめ

AさんとBさんの例から分かるように、EATと鼻うがいの両方を行うのはとても相性の良い治療法だと私は感じています。EATは上咽頭のうっ血や炎症を直接的に改善する治療で、それに食塩水を使用する鼻うがいを加えることで粘膜の修復が促進されます。さらに生理食塩水よりも濃度の高い高張食塩水を使うことによって、粘膜のむくみも改善されると考えられます。

高張食塩水で粘膜のむくみが改善する例としては、小児のアレルギー性鼻炎において、高張食塩水の鼻うがいが、生理食塩水の鼻うがいよりも治療効果が優れていることが報告されています（Garavello W 2003）。

まだエビデンスはありませんが、慢性上咽頭炎のセルフケアとして、特にＥＡＴを行っている場合、鼻うがいは取り入れる価値のある手段だと私は考えています。そういうわけで、ＥＡＴを行っている患者さんには積極的に鼻うがい（可能な限り高張食塩水を使用）の併用をすすめています。

＊j…咳を主な症状としたぜんそく。
＊k…口からのＥＡＴで用いる。先端がらせん状になっていて、そこに脱脂綿を巻きつけて薬剤をしみ込ませ、口から挿入して上咽頭をこする。

第6章

セルフケアで慢性上咽頭炎・新型コロナウイルス感染症を防ぐ

梅エキスで上咽頭を洗浄する

EATは非常に効果的な治療ですが、医療行為なので医療機関の受診が必要です。それを受けるのが難しい場合、鼻うがいに加えて上咽頭のセルフケアとしておすすめしたいのが「梅エキス」です。梅エキスには次のような作用があります。

①抗ウイルス作用
②炎症性サイトカイン抑制作用
③好中球の細胞死誘導作用

①の抗ウイルス作用については、インフルエンザウイルスが人の細胞へ感染するのを梅エキスが阻止することが報告されています（Yingsakmongkon S 2008）。②の炎症性サイトカイン抑制作用は、体にさまざまな炎症を引き起こしてしまう「炎症性サイトカイン」の働きを抑えるということです。

また、③の「好中球」は外から入ってきたウイルスなどを攻撃する白血球の一種ですが、ウイルスなどを撃退した後も活性化したままで、炎症がおさまらないことがあります。この好中

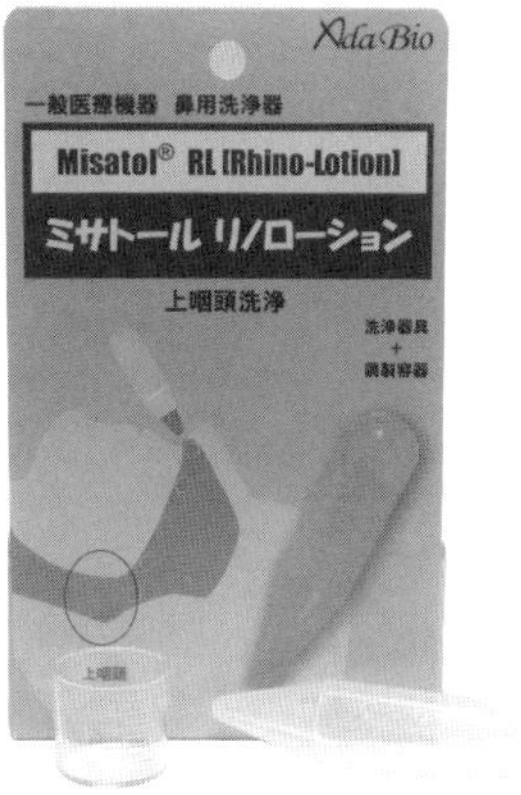

ミサトール　リノローション

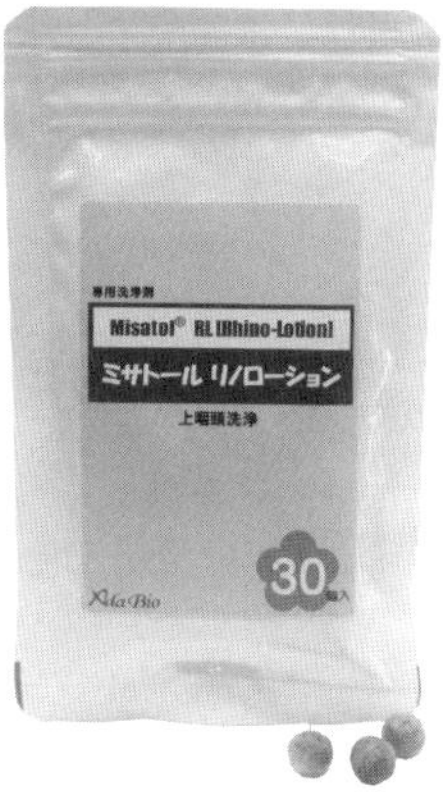

専用洗浄剤（30個）

球の細胞死を誘導して炎症を抑制する作用があります。

　この梅エキスを上咽頭に垂らして上咽頭のセルフケアとして用いるのが「ミサトール リノローション」（アダバイオ株式会社）。鼻うがいの後に実施するとより効果的です。理論からすると、インフルエンザ対策にも良さそうです。

　ミサトール リノローションは、梅エキスを主成分としているため体にやさしく、上咽頭の炎症を抑える効果が期待できるように考えて作られています。風邪のひき始めや炎症がひどい場合には少ししみますが、これで上咽頭洗浄を続ければ徐々に炎症が沈静化していき、次第にしみなくなるはずです（P154★34）。

★34　「ミサトール　リロノーション」の使い方

①

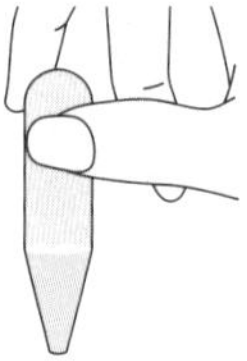

ノズルを下に向けた状態で、洗浄器具の目盛り線まで水を入れる。

②

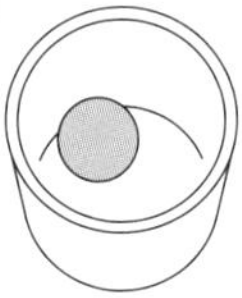

調製容器の中に専用洗浄剤を1個入れる。

③

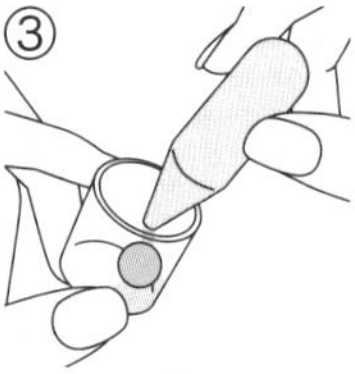

洗浄器具の水を専用洗浄剤に含ませる。

④

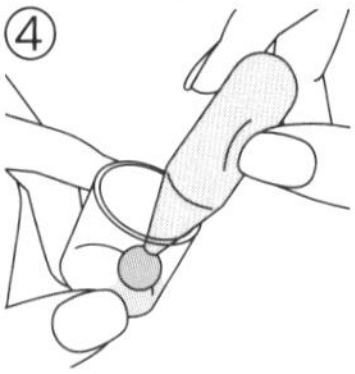

洗浄器具の中央部を指で押し、ノズルを専用洗浄剤に押し当てる。

⑤

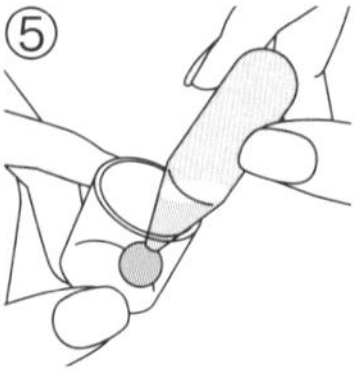

そのまま洗浄器具の中央部を戻すようにして洗浄液を吸い取る。

⑥

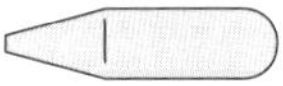

洗浄液が完成。器具を横にしてもこぼれない作りになっている。

⑦

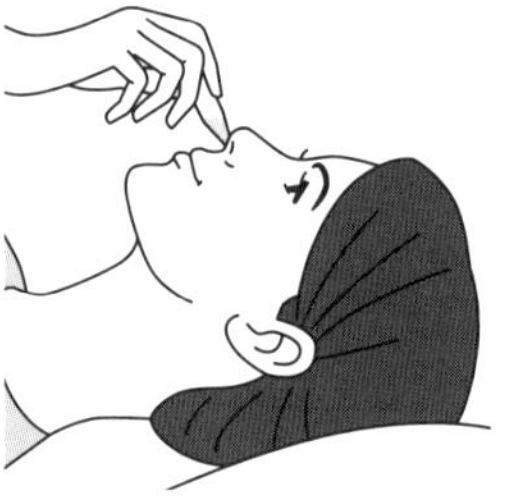

あおむけに寝て、鼻の穴にノズルを入れ、左右に少しずつ洗浄液がなくなるまで注入する。注入後、そのままの姿勢を5分間保つ。その後、洗浄液は飲み込んでも良い。使用後は鼻を強くかまない。

⑧

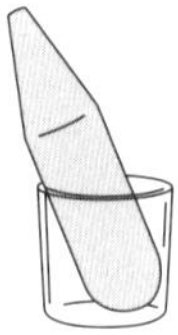

使用後は、洗浄器具と調製容器を水洗いしてよく乾かす。

新型コロナウイルス感染症の重症化を防ぐ口腔ケア

これまで、鼻や上咽頭に焦点をあてた新型コロナウイルス感染症対策について述べてきましたが、ここからは口腔ケアについて触れていきます。ウイルス対策としての口腔ケアでは、舌ブラシを使うことと、歯ブラシや歯間ブラシを使って歯垢を徹底的に除去することが重要だといえるようです。

第2章で説明したように、インフルエンザ予防に関しては「鼻うがい」も「ガラガラ口うがい」もこれまでのところエビデンスがないのですが、注目すべきことに「口腔ケア」はRCT研究によるエビデンスが確認されています（Abe S 2006）。

２００３年９月から２００４年３月にかけて、東京歯科大学の奥田克爾氏らが実施した研究を紹介しましょう。東京都の特別養護老人ホームのデイケアに通う65歳以上の高齢者１９０人を無作為に２つの群に分けて行われました。ひとつ目の「歯科衛生士による口腔ケアを行う群」の98人に対しては、歯科衛生士による口腔ケアと、集団口腔衛生指導を１週間に１回実施しました。

★35　6カ月間のインフルエンザ・風邪の発症率

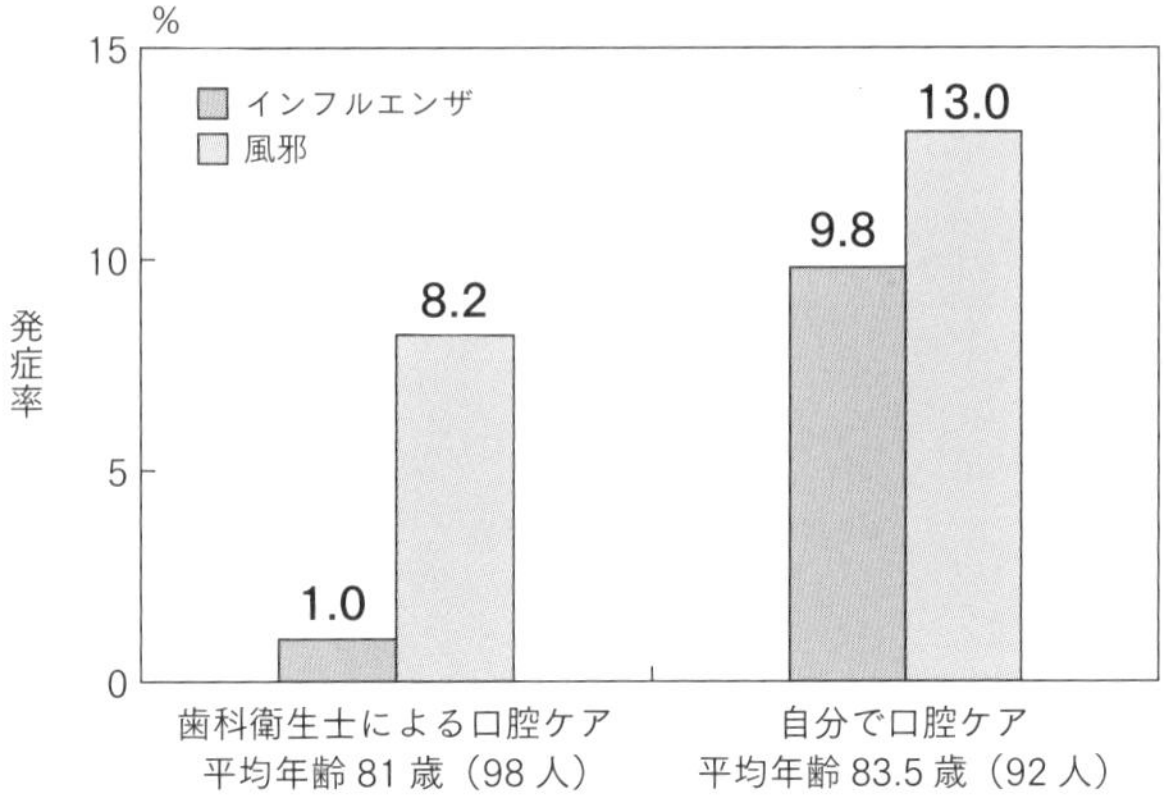

歯科衛生士による口腔ケアを行った群は、インフルエンザと風邪の発症率が低く抑えられた。
（Abe S 2006を基に作成）

もう一方の「自分で口腔ケアを行う群」の92人には、いつも通りの自分で行っている口腔ケアを続けてもらいました。

その結果、この期間中にインフルエンザを発症した人は、「自分で口腔ケアを行う群」では9人だったのに対し、「歯科衛生士による口腔ケアを行う群」では1人でした（★35）。

そしてこの研究に付随して、「歯科衛生士による口腔ケアを行う群」においてのみ、唾液内の嫌気性菌（歯垢に存在する菌）の数が減少していました。さらに、トリプシンという「たんぱく分解酵素」と、「ノイラミニダーゼ」という酵素の活性が低下していることが判明したのです。

歯に付着した歯垢からは、ウイルス感染に大きな影響を及ぼす「たんぱく分解酵素」という2種類の酵素が発生します。このたんぱく分解酵素の作用で、ウイルスは粘膜をより通過しやすい状態になり、ノイラミニダーゼはウイルスを増殖させて感染を広げてしまいます。ちなみに、代表的なインフルエンザ治療薬の「タミフル」や「リレンザ」は、このノイラミニダーゼを阻害してウイルスの増殖を防ぐ働きがあります。

確かに「口腔ケア」は、インフルエンザ予防には「鼻うがい」以上の効果がある可能性があります。しかし、新型コロナウイルス感染症に対しては未知数です。

この東京歯科大学のグループの研究では、インフルエンザではない普通の風邪を発症した人数も調べています。「歯科衛生士による口腔ケアを行う群」の方が風邪を発症した人数は確かに少ないですが、インフルエンザほど劇的な差異ではありませんでした。

新型コロナウイルス感染症は、ウイルスの性質としてはインフルエンザよりも風邪ウイルスに近いので、口腔ケアでインフルエンザほどの予防効果は期待できない可能性があります。

ところで、インフルエンザも新型コロナウイルス感染症も、重症化して死亡する80%以上の患者さんは70歳以上の高齢者です。特に新型コロナウイルス感染症の肺炎は、免疫が暴走して正常な細胞まで傷つけてしまうサイトカインストームにより引き起こされるとされています。

★ 36　口腔ケアの種類

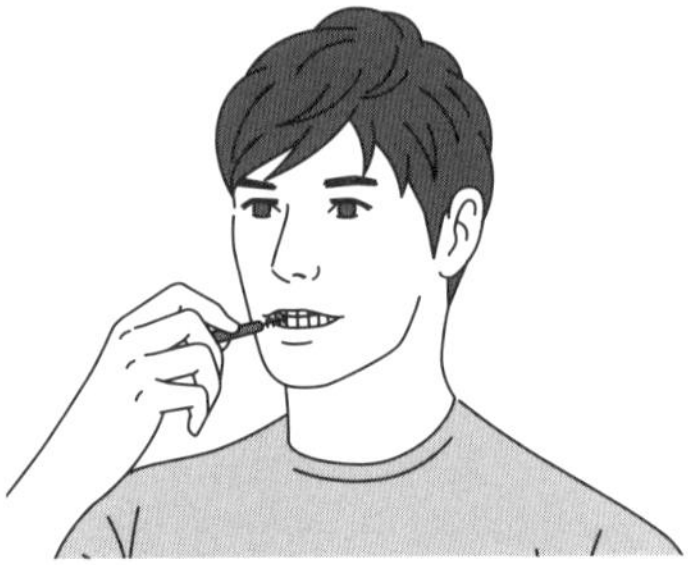

歯間ブラシ
歯垢を取り除き、歯周病を防ぐ。

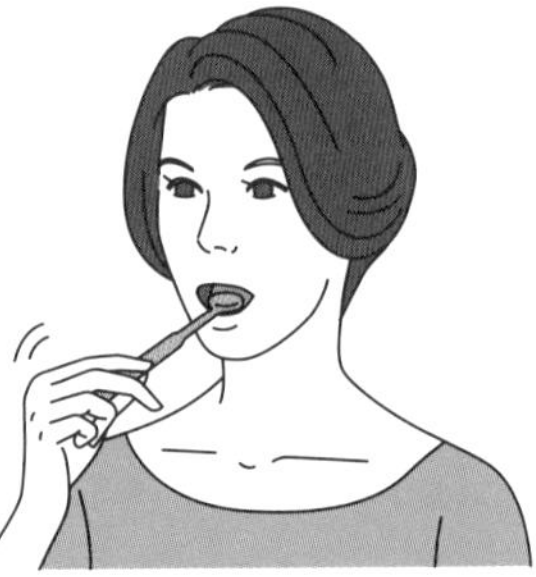

舌ブラシ
舌の汚れを取って、感染症を予防。

歯周病菌に含まれるLPS（エンドトキシン）は、サイトカインストームの引き金になることが知られています。したがって、新型コロナウイルス感染症の予防という点では効果は不明ですが、重症化を防ぐという点からは特に高齢者の口腔ケアは重要だと考えられます。

また、新型コロナウイルスのレセプター（特定のウイルスに結合する分子）であるACE2は、舌の粘膜の上にも豊富にあるとされています（Xu H 2020）。そのため、舌ブラシを用いた口腔ケアも新型コロナウイルス感染症対策に役立つかもしれません（★36）。

ひき始めの風邪のセルフケア

本書のテーマは「鼻うがいをして新型コロナウイルスを含めたウイルス性の風邪を予防しましょう」ということですが、ここでは「風邪をひいてしまったとき」に役に立つセルフケアをいくつか紹介します。

インフルエンザのように発症してすぐに高熱が出るケースは別ですが、風邪の大半を占めるコロナウイルスとライノウイルスを中心としたウイルス性の風邪では、最初は唾を飲み込むときにのどが痛かったり、鼻の奥に違和感があったり、急に肩こりがひどくなったり、空咳が出たりといった症状から始まります。その後、1～2日かけて全身倦怠感を伴う本格的な風邪を発症するのです。この風邪の初期の段階に実施すると特に効果的なセルフケアとして、次の3つがあります。

①高張食塩水での鼻うがい
②首湯たんぽ
③口テープ

順に説明していきましょう。

①高張食塩水での鼻うがい

風邪の予防には、生理食塩水に近い約1%の食塩水を使った鼻うがいが、鼻がツンとするような違和感が少ないので適しています。風邪をひいたかなと感じたら、その倍の濃度の2%の高張食塩水での鼻うがいがおすすめです。食塩水がのどに降りてくるとしょっぱいと感じますが、2%程度であれば問題なく行えます。

P40で触れたように、食塩水には風邪ウイルスなどに対する抗ウイルス作用があるので、理論的には濃度が高い方がより効果的といえそうです。そして鼻うがいの回数を多くすることも大切です。第2章で触れた**研究1**のウイルス性風邪患者を対象にしたエジンバラ大学の臨床研究でも、最初のうちは1日6回も鼻うがいを行っています。

②首湯たんぽ

次にセルフケアとしておすすめなのが、就寝時の「首湯たんぽ」です。布団に寝るときに湯たんぽが背中から首に当たるようにするのがコツです。このとき使用する湯たんぽは、硬くないゴム製の製品が向いています。

注意すべき点として、わが国には昔から発熱を伴う風邪をひいたときに、保冷枕や氷枕を使う習慣があります。高熱があるときには確かにひんやりして気持ちが良いのですが、風邪のひき始めに使ってはいけません。ウイルスが侵入してしまった上咽頭の免疫力を高めるには、首の後ろを冷やすより温めた方が良いからです。

首の後ろを温めると、首の周りの血行が改善します。首湯たんぽをして横になると、5～10分ぐらいで鼻の通りが良くなることを実感することが多いはずです。

③口テープ

3つ目のセルフケアが「口テープ」です。睡眠中に口が開いた状態では口呼吸になるため、加湿、加温されていない空気を口から吸い込んでしまいます。吸い込んだ空気の一部は上咽頭にも入り込み、上咽頭炎の悪化の原因となってしまうのです。

口テープをすることで、吸気はすべて鼻から入ります。鼻呼吸をすると空気が鼻腔を通過する間に鼻毛、繊毛などで浄化され、加湿、加温された状態で上咽頭に到達するので、上咽頭にやさしい呼吸ということになります。

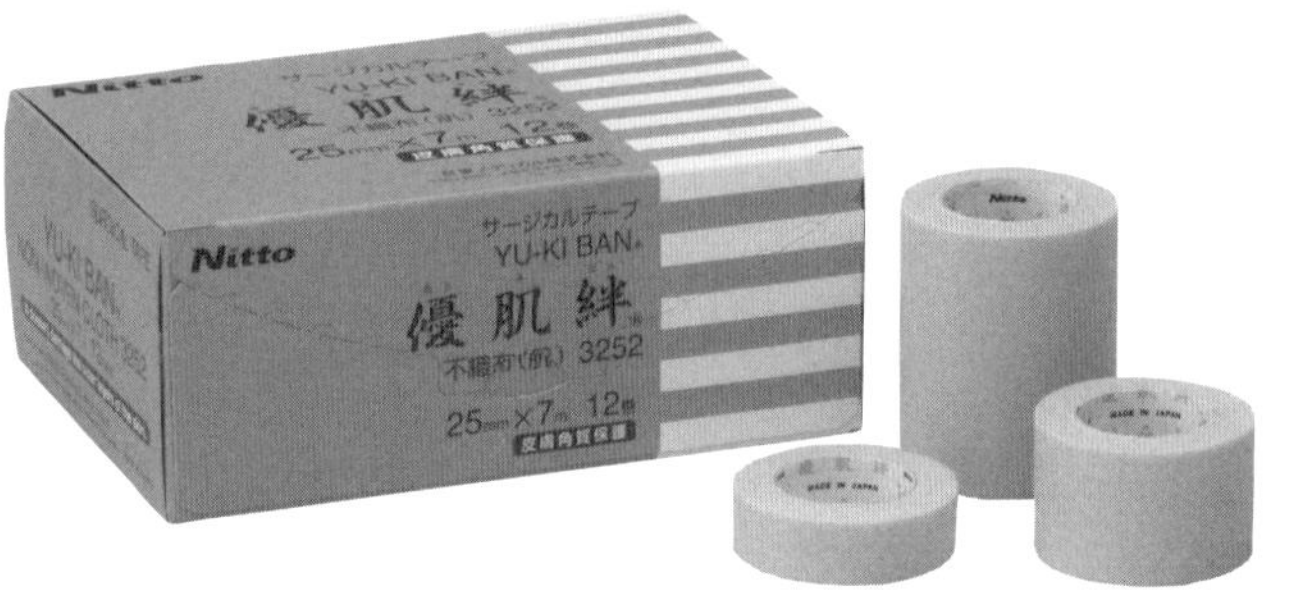

優肌絆　不織布（肌）

現在、いびき対策、口臭予防、口呼吸促進などの名目で、さまざまな種類の口（マウス）テープが市販されています。１００円ショップで販売している製品もあるので入手は容易ですが、最も安価な方法は紙のばんそうこうを切って使用することです。

紙のばんそうこうにもいくつか種類があり、私が試した範囲では、優肌絆（12㎜幅もしくは25㎜幅／株式会社ニトムズ）は口テープとして用いたときの使用感が優れています。ただし優肌絆は本来、包帯やガーゼなどを肌に固定するためのテープ（サージカルテープ）です。口を閉じることを目的に作られた商品ではないため、その点を理解したうえでの使用をお願いします。

★37　風邪のひき始めにおすすめのケア

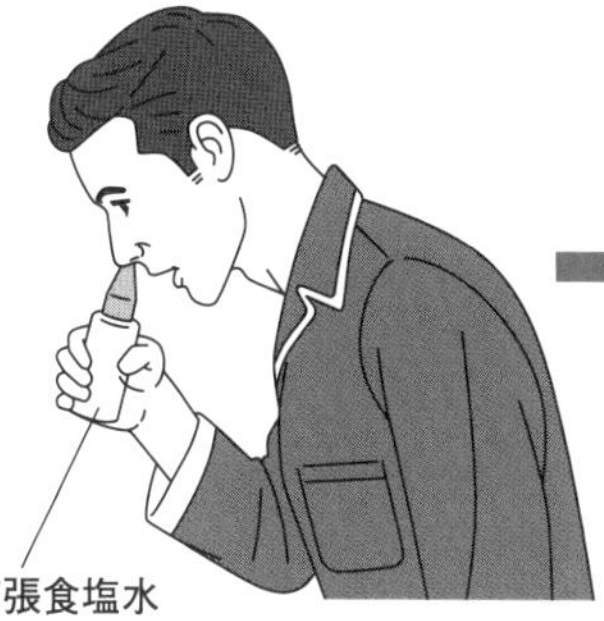

寝る前に高張食塩水で鼻うがいをする。

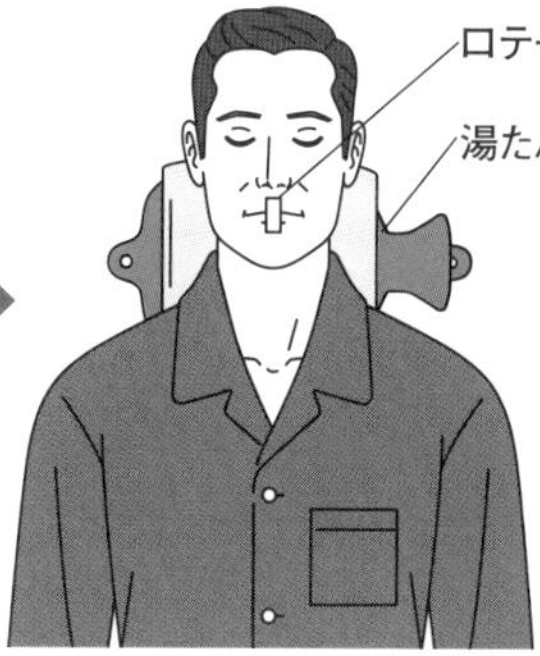

口テープをして、首に湯たんぽを当てて寝る。

＋αで良質な睡眠をしっかり取る

今まで紹介した3つのセルフケアに加えて、風邪をひいてしまったときに心がけたいのは睡眠時間の確保です。なぜならば、免疫細胞の活動が促進されるのは睡眠時だからです。例えば免疫機能で重要な役割を担っているB細胞は、睡眠時に抗体を作るとされています。EATで不眠が改善される患者さんは少なくありませんが、鼻うがいでも睡眠の質が改善されるという報告があります（Malizia V 2017）。

また、首湯たんぽで首と肩の血流が良くなれば、質の良い睡眠を得られます。さらに、口テープは鼻呼吸をもたらすだけでなく、睡眠中に舌の根元が気道をふさいでしまう舌根沈下を軽減することにつながるため、睡眠中の呼吸状態の改善が期待できます。

しっかりとした臨床試験があるわけではなく、効果に個人差はあると思いますが、風邪をひいたかなと感じたら、2％の食塩水で鼻うがいをして、寝る前に口にテープを貼り、首湯たんぽをして早めに床につくと、翌朝にはのどの痛みもなくさわやかな朝を迎えられるというのが、私の経験上おすすめの方法です（P163★37）。

口呼吸をやめて鼻呼吸を習慣に

人は言葉を話すことができるようになったことで、口でも呼吸ができるようになりました。つまり、哺乳類で唯一、人間だけが口でも呼吸できるわけです。別の見方をすると、発生学的[*1]には呼吸は鼻でするものであり、口は本来であれば食べものを体に取り入れるためだけのもので、呼吸をするためのものではないのです。

鼻には空気を浄化、保湿、保温するしくみが備わっていますが、口にはそれがありません。その結果、鼻から吸い込んだ上咽頭にやさしい空気とは異なり、口から入った空気は刺激性が高いままの状態で上咽頭に到達します。

そのため、ウイルスを含む空気を吸い込んだ場合、鼻呼吸より口呼吸の方が上咽頭はより多くのウイルスにさらされることになります。つまり口呼吸は鼻呼吸に比べると風邪をひきやすい呼吸だといえます。風邪ウイルスから体を守るためには、鼻呼吸の習慣を身につけることが重要なのです。

ところで、口呼吸のくせのある人の割合は国によって異なるといわれています。頭やあごの骨格、用いる言語の特徴（唇や舌の使い方の違い）、食事の習慣の違いなどが、口呼吸の人の割合に影響していると考えられているからです。

日本人は口呼吸の人の割合が高い民族だとされていますが、私は日本人に多いＩｇＡ腎症は口呼吸が関係する病気のひとつだと考えています。興味深いことに、同じ英語を用いるアメリカ人の中で、アフリカ系アメリカ人にＩｇＡ腎症は少なく、アジア系アメリカ人に多いことが報告されています（Kiryluk K 2012）。

研究者は遺伝子の違いをその原因に関連づける傾向がありますが、ＩｇＡ腎症は遺伝病ではないので、口呼吸と関連する頭やあごの骨格の人種による違いなども関係しているのではないかと、私は想定しています。

鼻呼吸のコツ

口呼吸の習慣をやめて、鼻呼吸の習慣をつけるためにはどうしたら良いのでしょうか？

まず、重要なのは舌の位置です。口呼吸の習慣のある人は舌の先端の位置が低く、しかも舌がのどの奥に後退しているという特徴があります。つまり、口呼吸の改善のためには舌の先端の位置を高くして、舌を後方から前方に移動させれば良いということになります。

では試しに、舌の先端を上あごのくぼみにギューッと押しつけて、繰り返し呼吸をしてみてください。鼻の通りが良くなることをすぐに実感できるはずです。

鼻呼吸の習慣をつける第一歩として、普段から舌の先端を上あごのくぼみに押しつけて、そこを定位置にするという意識をもつことが大事です。最初のうちはあごが疲れてしまうかもしれませんが、意識して習慣にすると普通にできるようになります（★38）。

大人なら納得して「舌先を上あごのくぼみにつける」ことを意識して生活できるかもしれませんが、子どもには少し難しいようです。しかし、小さな子どものうちから、楽しみながら練習して、鼻呼吸が普通にできるようになることは重要です。

そこで、子どもが鼻呼吸を習得するための練習法としておすすめなのが、今井一彰氏（みらいクリニック院長／福岡市）考案の[*m]「あいうべ体操」です。口を閉じて鼻呼吸ができるように、

★38　鼻呼吸の練習法

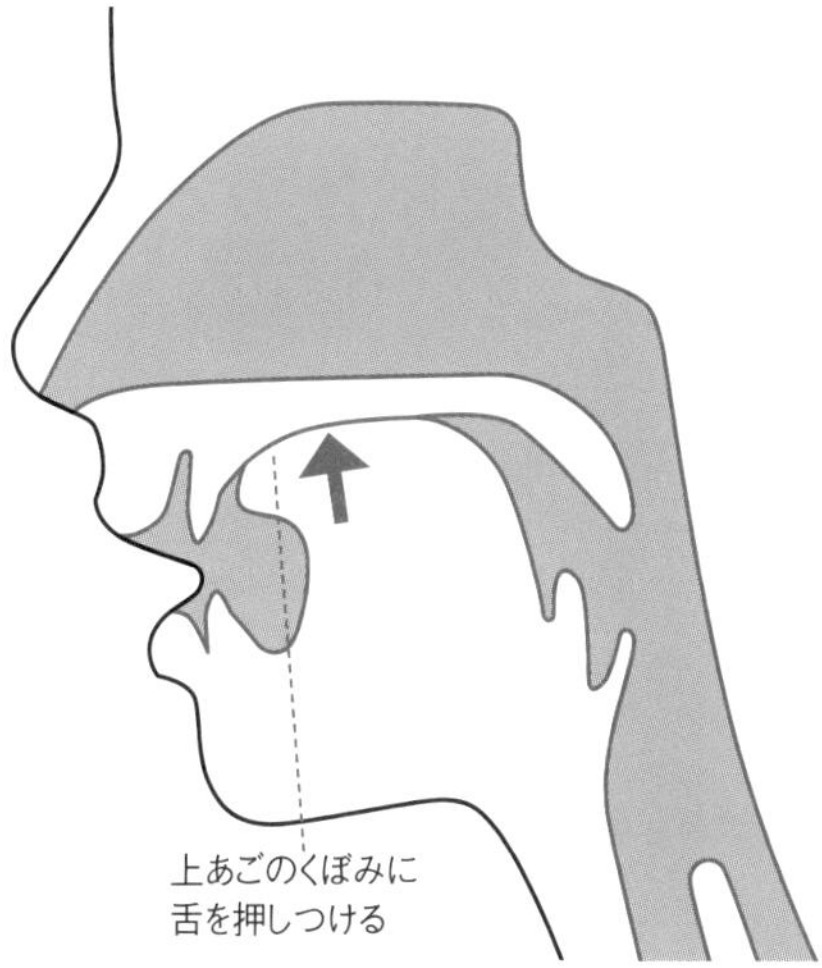

普段から舌を上あごにつけるようにすると、自然に鼻呼吸ができるようになる。

口の周りの筋肉を鍛える体操で、最近ではこの体操を取り入れている保育園や幼稚園が全国で増えています。

子どもたちに「あいうべ体操」を取り入れた結果、インフルエンザの発症率が低下したり、子どもたちの欠席日数が減少したことも報告されています。つまり、「あいうべ体操」が風邪の予防に貢献している可能性があるわけです。

私のクリニックで患者さんたちに指導しているのは、「あいうべ体操」をベースに、保育歯科医師の元開富士雄氏（げんかい歯科医院院長／横浜市）の助言を取り入れた「かっ、い〜、う〜、べ〜体操」です。この体操は、舌の位置を上げて前に出すことを重視しています。

「かっ、い〜、う〜、べ〜体操」で鼻呼吸のトレーニングを

「かっ」は魚の骨がのどに刺さったときにする「かっ」で、後ろに引っ込んだ舌の奥の位置が上がります。そして最後の「べー」は舌を上に突き出すように出します。この体操を1日30回行います（★39）。

口呼吸の習慣があると風邪をひきやすいだけでなく、口の奥の両側にある扁桃腺の炎症を起こしやすくなります。扁桃に慢性的な炎症が起こると、扁桃炎自体の症状は軽くても、ＩgＡ腎症をはじめとする腎臓の病気や掌蹠膿疱症という治りにくい皮膚炎など、さまざまな病気を引き起こす原因となります。

元開氏は「口呼吸の習慣は幼児のうちについてしまうので、3歳までに健全な口腔機能の習得を意識しながら子どもを育てることが大切」と主張しています。

乳幼児期からの食生活の重要性を国民に啓発し続けた故片山恒夫氏（歯科医／NPO法人恒志会初代理事長）によると、「噛む力をつける」ことがその鍵を握るとしています。つまり、幼児のうちからやわらかいものばかりではなく、歯ごたえのあるものを食べることが重要なのです。

★39　鼻呼吸の練習法「かっ、い〜、う〜、べ〜体操」

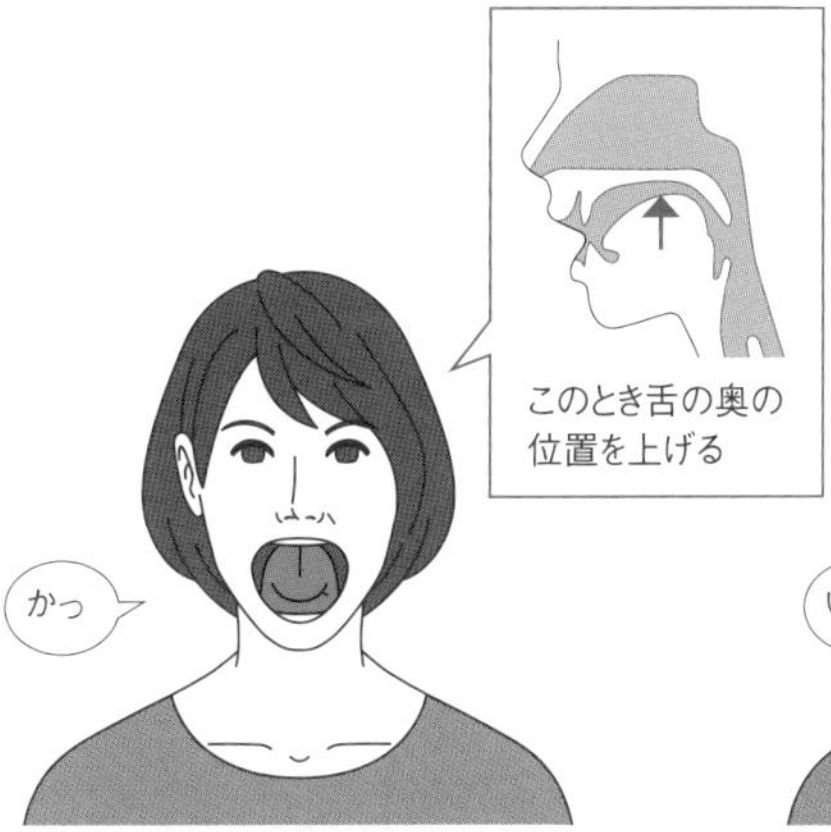

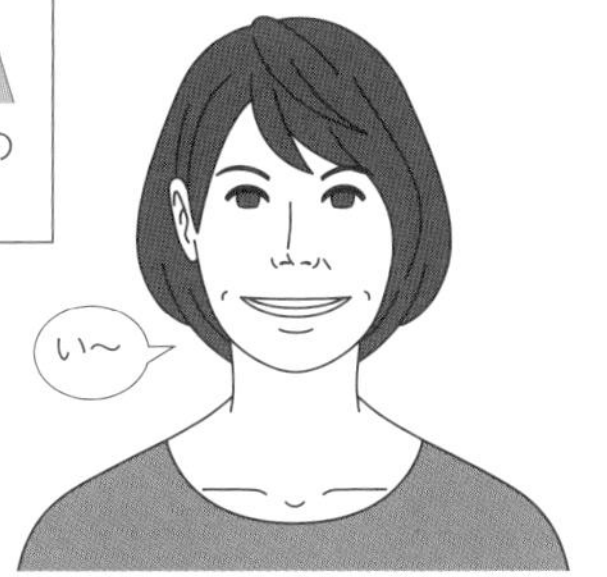

①魚の骨がのどに刺さったときのように、のどの奥から「かっ」と言う。

②口角を上げて、口を思いきり横に広げながら「い〜」と言う。

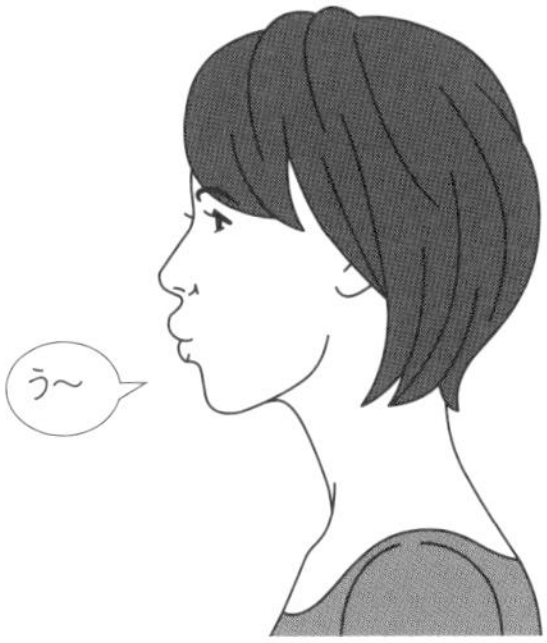

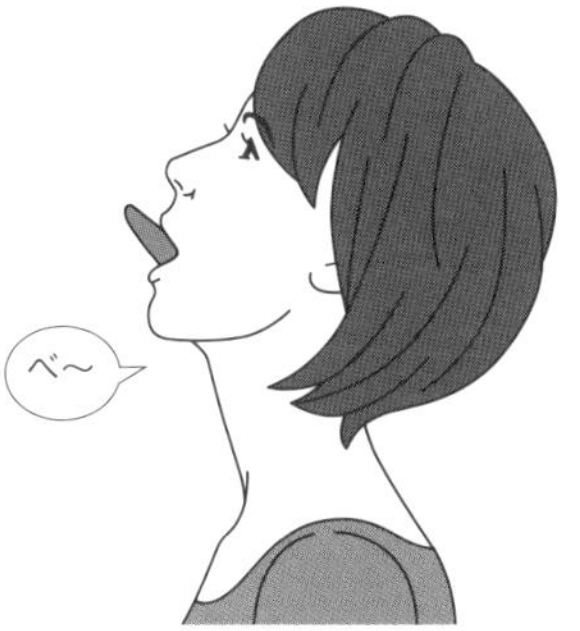

③唇の先をすぼめて、前に突き出しながら「う〜」と言う。

④下あごを上に突き上げ、舌を上方向に突き出して「べ〜」と言う。

①〜④を1日30回繰り返す。この体操を行うことで舌の位置が上がるようになり、口呼吸から鼻呼吸に直すことができる。

口呼吸のくせのある人は、鼻呼吸の習慣がある人に比べて、食べものや飲みものを摂るときに「冷たいもの／やわらかいもの」を好む傾向があるようです。例えば、コーヒーを注文するときなどにホットコーヒーではなく、いつもアイスコーヒーを頼むという人は要注意だといえそうです。

風邪症状のないのどの痛みと咳

風邪がのどの痛みや咳を引き起こすことは、ご存知の通りです。では、のどの痛みと咳があればそれは風邪でしょうか？

実は風邪とは無縁である、つまり「ウイルス感染とは関係がないのどの痛みと咳」があります。これまで風邪の予防と対処法について鼻うがいを中心にお話ししてきましたが、最後に「風邪が原因ではないのどの痛みと咳」について解説します。

のどの痛みの原因の90％は上咽頭の炎症であるという報告があるように、上咽頭の炎症はのどの痛みの原因となります。そして、上咽頭の炎症は咳の原因にもなります。慢性上咽頭炎と

★40　食道裂孔ヘルニア

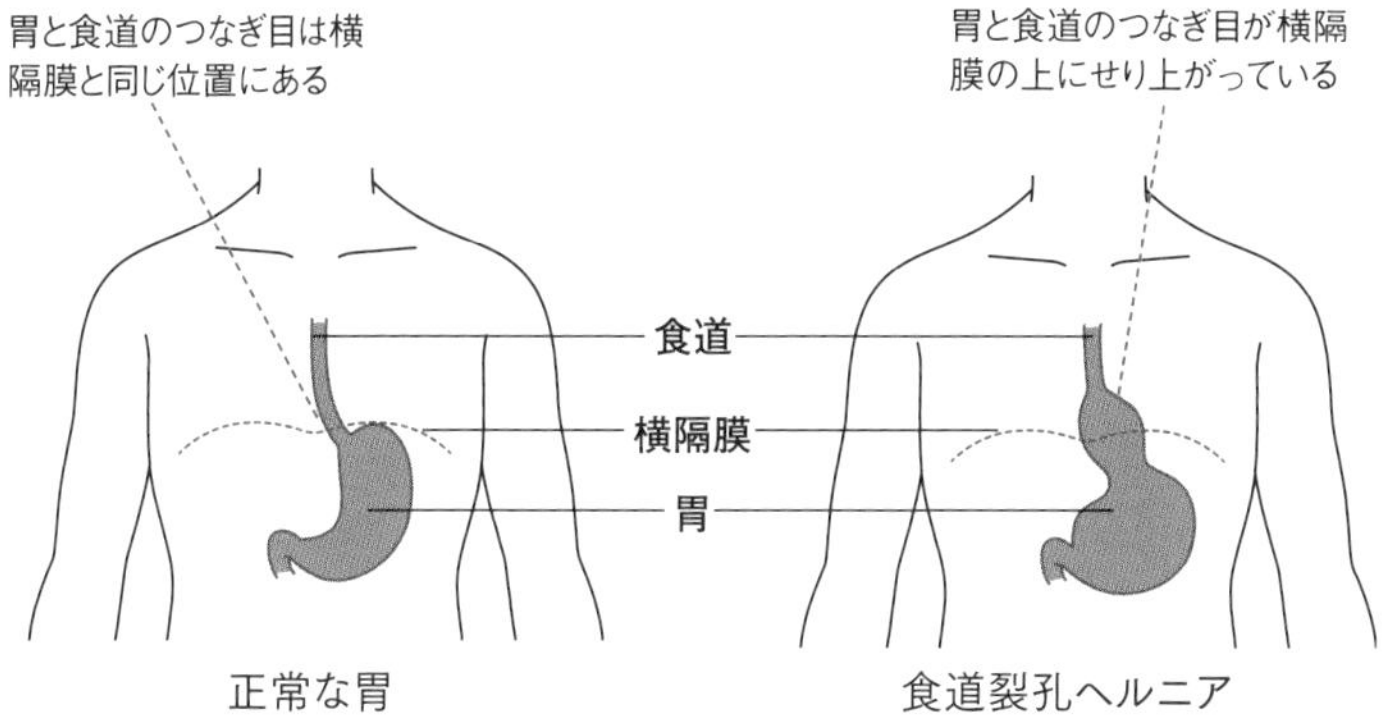

食道裂孔ヘルニアでは、胃の入り口が食道裂孔（横隔膜の食道が通る穴）よりも上になるため、GERD（胃食道逆流症）が起きやすくなる。

いう概念は医師の間でもまだ認知度が低いため、咳喘息[*n]や慢性咳嗽《まんせいがいそう》の患者さんの中で慢性上咽頭炎を起こしている人の割合に関するデータはありません。

しかし私の経験では、EATを行うと咳喘息や慢性咳嗽の症状が改善する患者さんは多く、慢性上咽頭炎がそれらの主要な原因のひとつだといえそうです。つまり上咽頭に炎症が生じれば、それは風邪が原因でなくても、のどの痛みや咳の症状が現れるということになります。

慢性上咽頭炎が悪化する原因は、ストレス、喫煙、粉塵、黄砂、低気圧、寒冷などさまざまですが、上咽頭に炎症を引き起こす原因としてはウイルス感染が最も多くなっています。

そしてウイルス感染以外で上咽頭炎の原因と

して比較的多いのが「GERD《ガード》（胃食道逆流症）」です。これは胃酸を含んだ胃の内容物が、胃から食道に逆流することによって発生する疾患で、食道裂孔ヘルニアがあるとGERDを起こしやすくなります。食道裂孔ヘルニアとは、通常は横隔膜の下にある胃の入り口が、食道裂孔という横隔膜の隙間から上に飛び出ている状態です（P171★40）。胃の内容物が逆流しやすい状態だともいえます。

GERDは頻度の高い疾患で、成人の10〜20％に発生するとされています。「胸やけ」「胸痛」「口腔内酸味」などの不快な症状を感じる人が多いですが、中には自覚症状がない人もいるので注意が必要です。

逆流した胃酸によって慢性上咽頭炎が起こる

GERDになると慢性咳嗽が生じることはよく知られており、「咳嗽に関するガイドライン」にも、その原因が2つ考えられると書かれています。

ひとつは、胃食道逆流によって胃の内容物が気管や気管支に少量でも誤嚥されると、気管支の壁にある気管支平滑筋という筋肉や、異物が入ったことを感じ取る気管支粘膜の咳受容体という部分が直接刺激されます。そのために咳が出るということです。

2つ目の原因は、胃食道逆流によって食道の下端にある迷走神経が刺激され、迷走神経反射で咳が出るということです。

しかし私は、寝ている間に胃食道逆流でのどに到達した胃酸によって、繊細な繊毛上皮に覆われた上咽頭が炎症を起こすことも、GERDで咳が生じる重要な原因だと考えています。特に朝起きたときに「のどが痛い」と感じる人は、このようなことが背景にある可能性が高いと考えられます。

GERDによる慢性上咽頭炎が疑われる患者さんは、EATで上咽頭の下の部分にあたる軟口蓋（口の奥）の背面を綿棒でこすると、右と左で痛み方に差がある場合が多いです。それはこの部位に炎症がある証拠です。この場

★41　飲み込むときにのどが痛むメカニズム

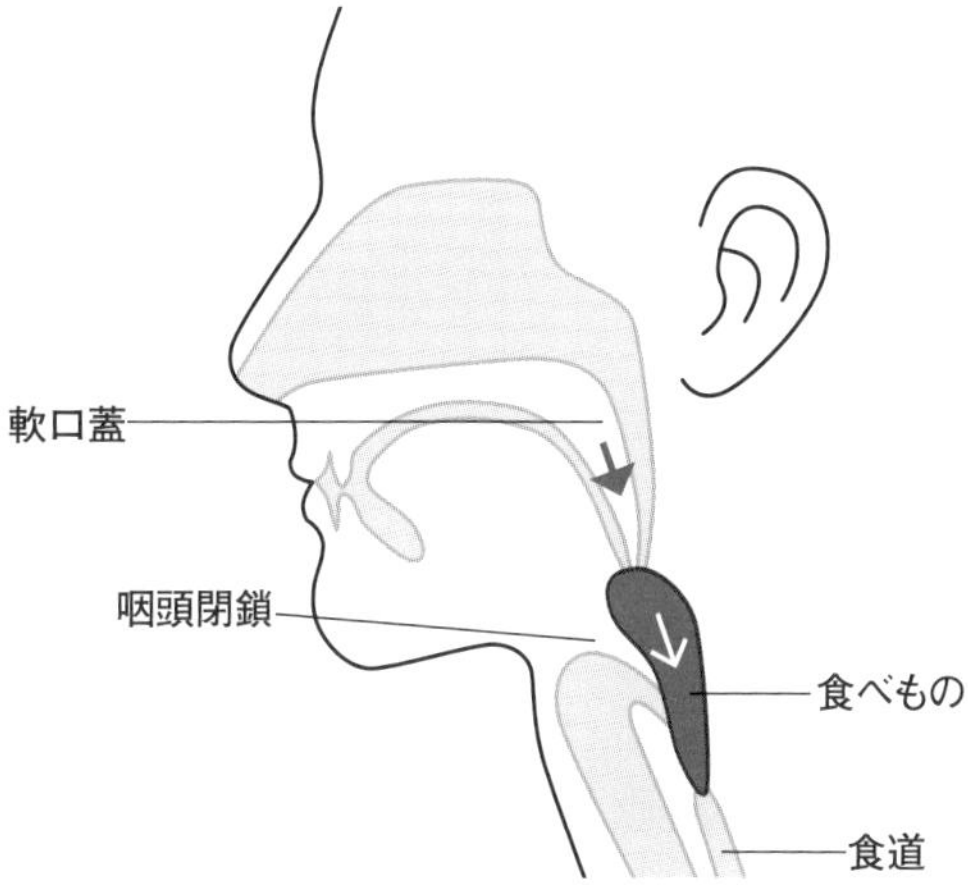

食べものを飲み込んだとき、炎症のある軟口蓋（のどの奥のやわらかい部分）が後下方向に引っ張られることで刺激を受けて、「のどが痛い」と感じる。

合、治療は鼻からの綿棒のＥＡＴでは効果が不十分で、咽頭捲綿子を用いた口からのＥＡＴが必要になります。

ところで、風邪の初期などにおけるのどの痛みは、唾などを飲み込んだときに「のどが痛い」と感じるケースが多いと思います。なぜそうなるかというと、食べものを飲み込むとき、それが鼻にいかないように、軟口蓋が後下方向に引っ張られることで、そこに分布している感覚神経が上咽頭の炎症による痛みを強く感じるためだと、私は推察しています（P173★41）。

高張食塩水の鼻うがいで改善できるＧＥＲＤ

ＧＥＲＤは慢性咳嗽の原因として医師の間で広く知られているので、咳喘息、慢性咳嗽の患者さんには、しばしば胃酸を強力に抑えるプロトンポンプ阻害薬などの胃薬が処方されます。実際、私の外来を受診する慢性咳嗽の人の約3分の1は、すでにこの胃薬を使っています。つまり、胃薬で胃酸を抑えるだけでは、すでに生じてしまった上咽頭の炎症を治しにくいということです。

このような患者さんにＥＡＴを行うと、それまで胃薬だけではあまり効果がみられなかった咳が改善します。ＧＥＲＤの患者さんが胃薬とＥＡＴを併用することで、咳喘息や慢性咳嗽が改善する可能性があると考えられます。診療にＥＡＴを取り入れている医師の間では、それが共通認識になりつつあります。

ＥＡＴはＧＥＲＤによる慢性咳嗽に対して有効なのですが、現状ではＥＡＴを行う施設はまだ全国的にも少なく、特に口から咽頭捲綿子を入れて行うＥＡＴは、処置の際に患者さんが咳込むことが多いので、飛沫感染を回避するという理由でコロナ禍の現状では敬遠される場合が少なくありません。

そこでセルフケアとしておすすめなのが、上咽頭を洗う「鼻うがい」です。ウイルスが感染したわけではなく、炎症を抑えることを期待しての鼻うがいなので、使用する洗浄液は高張食塩水が効果的と考えられます。生理食塩水よりも食塩濃度が高い高張食塩水の方が、炎症やむくみを軽減する効果が大きいからです。

また、ＧＥＲＤの患者さんには、逆流防止の食事療法と生活習慣の改善が重要であることはいうまでもありません。逆流防止の食事療法とは、食べすぎない（特に夕食）、高脂質の食品を避けて低脂質食にすることです。また、コーヒー、お茶、チョコレート、ミント、柑橘類を避けることも必要です。

生活習慣の改善としては、アルコールとたばこをやめて、肥満の人はダイエットをします。

寝るときは、右向き（右を下）に寝ると胃食道逆流が起こりやすいので、左向き（左を下）に寝ることなどが推奨されています。

みんなで鼻うがいプロジェクト

本書では、新型コロナウイルス感染症対策として、マスコミなどではこれまでほとんど取り上げられることがなかった「鼻うがい」「ＥＡＴ」「口腔ケア」について詳しく解説してきました。

私たちは「木を見て森も見る医療」をスローガンに掲げて、２０１３年９月に「認定ＮＰＯ法人日本病巣疾患研究会（ＪＦＩＲ）」を発足させました。

現在の医療は、時として「木を見て森を見ず」と揶揄されるように、「対症療法」一辺倒の治療が行われることが多いものです。対症療法とは、病気の原因ではなく症状を軽減するための治療のことを指しています。

私たちはそうではなく、患者さんごとに病気の根本原因を探り、それに対処する「根本治療」を取り入れています。「木を見て森も見る医療」を新たな医療の形として、わが国に広く根づかせることを目指して活動しています。

ＪＦＩＲの会員は内科医、耳鼻咽喉科医、歯科医など医療系のさまざまな分野の国家資格をもった専門家で構成され、それぞれの専門分野の枠を超えて病気や病状の本質について議論することをモットーとしています。

今回のテーマである新型コロナウイルス感染症対策においても、さまざまな視点から病気の状態を眺め、その本質に迫ることが重要だと考えます。そして、特効薬やワクチンの登場を期待しつつも、今できることをまずは実行することが大切です。

私見ではありますが「新型コロナウイルス感染症は『鼻うがい』で予防して、かかってしまったら早めに『ＥＡＴ』が、有効な対策となるのではと考えています。現実には、新型コロナウイルス感染症にかかってしまうと、医師がＥＡＴを施術してくれないというジレンマがありますが……。

認定ＮＰＯ法人日本病巣疾患研究会の取り組み

ＥＡＴは医療従事者への感染リスクという問題もありますので、２０２０年5月にＪＦＩＲでは「みんなで鼻うがいプロジェクト」を開始しました。「換気（ｋａｎｋｉ）」、「手洗い

（ｔｅａｒａｉ）」、「鼻うがい（ｈａｎａｕｇａｉ）」の3つの愛（ｉ）が合言葉になっています。歯科医のＪＦＩＲ会員からは「歯磨き（ｈａｍｉｇａｋｉ）」も入れて4つの愛（ｉ）がいい、という提案もありました。まさにその通りだと思います。私は、「鼻うがい」を「歯磨き」ぐらいに手軽に行うような世の中になることを願っています。

ＪＦＩＲは発足以来、多数の診療科のさまざまな疾患と関連している慢性上咽頭炎と、その治療であるＥＡＴを重要な検討テーマとして位置づけてきました。「風邪」はＥＡＴが効く疾患のひとつでしかありませんが、「風邪は万病のもと」ということわざがあるように、実にいろいろな病気を引き起こします。そして新型コロナウイルス感染症により、風邪の症状や肺炎以外に血管炎や慢性疲労症候群など、さまざまな症状が現れることが話題となりました。しかし、この現象は新型コロナウイルス感染症に始まったことではありません。

つまり、風邪を防ぎ、かかったら早めに治すことが、新型コロナウイルス感染症を含めたさまざまな病気の発症や進行を防ぐことにつながると、私たちは考えています。そのために「鼻うがい」や「口腔ケア」、あるいは「ＥＡＴ」などを日常生活や診療に適切に活用していくことが重要です。それには診療科の枠を超えて医師や専門家などが連携し、議論することが必要

認定 NPO 法人日本病巣疾患研究会（JFIR）

https://jfir.jp/

みんなで鼻うがいプロジェクト

https://jfir.jp/wp/wp-content/uploads/2020/05/8973897eb6ac5a79829afb93e7476114.pdf

となります。ＪＦＩＲはそんな医療の実現を目指して活動する研究会なのです。

＊l…生物学の一分野で、個体発生について胚から細胞が分化しながら成長する過程を研究する。
＊m…口呼吸から鼻呼吸に直す練習法。「あ」と発音しながら口を大きく開き、「い」と発音しながら口を横に開く。次に「う」と発音しながら口をすぼめて、最後の「べ」で下方に舌を突き出して伸ばす。
＊n…風邪の症状はおさまったのに、咳だけが長引いている状態。

おわりに

新型コロナウイルスが登場して、わずか半年足らずで世界中が激変しました。私たちは、新型コロナウイルス感染症のパンデミックが蹂躙した2020年を、10年後、20年後、どのように振り返ることになるのでしょうか？

現在、ワクチンの開発に大きな期待が寄せられ、世界の製薬企業がしのぎを削っています。しかし、有効で安全なワクチンが十分に供給され、人類が新型コロナウイルス感染症を克服したといえる日は本当にやってくるのでしょうか？

今後どうなっていくか、未来のことは誰にも分かりません。予想は専門家にお任せしたいと思います。私たちができるのは、「今できることをする」ことだけではないでしょうか。新型コロナウイルスが蔓延している困難な状況下では、これまで行ってきたことを踏襲するだけでなく、「予防に役に立ちそうで不利益のなさそうなことならどんどん取り入れる」ことが大切だと思います。

新型コロナウイルス感染症は、2019年末に登場したばかり。つまり人類が初めて遭遇する疾患で、この病に鼻うがいが有効かどうかという明確なエビデンスはまだありません。しかし、これまで述べたように、新型コロナウイルス感染症の症状の特徴、鼻うがいに関する多くの論文、そして、鼻うがいで生じる不利益とコストなどを総合的に考慮すると、新型コロナウイルス感染症の予防と、発症後の比較的早い段階での補助療法として、鼻うがいを導入する価値は十分あると私は考えています。

日本の人口当たりの鼻うがい器具の購入数はアメリカの10％程度とされており、わが国での鼻うがいの普及率は低いといえます。その理由として、両国の医療制度の違いが挙げられそうです。

アメリカでは、風邪をひいても医療機関を受診せず、市販医薬品を含めたセルフケアで対処するのが一般的です。そして、「鼻うがい」は、アメリカにおいては風邪をひいたときのセルフケアの一環なのです。

一方、日本人は風邪をひくとすぐに医療機関を受診する傾向があります。日本では風邪で医療機関を受診した患者さんが、風邪薬とうがい薬を処方されることはあっても、医師から「鼻うがい」をすすめられることは皆無に近いでしょう。

そして、子どもの頃にプールで鼻に水が入った不愉快な経験などから、「鼻うがいは痛いもの」というイメージを引きずったままでいます。風邪をひいても、セルフケアとして鼻うがいを取り入れる機会がほとんどなかったということになります。

本書の第2章で、2019年にイギリス・エジンバラ大学で行われた研究を紹介しました。高張食塩水を用いた鼻うがいによって、風邪の患者の症状がどのように変化したかを調べた研究です。この研究が終わってから参加した患者にさらなる調査を行ったところ、興味深いことに「鼻うがい群」のほとんど（98％）の患者が鼻うがいの効果を実感していました。その一方で71％の患者が、風邪予防のための「鼻うがい」は今後も行わないだろうと回答しています。

おそらくその背景には、鼻うがいに高張食塩水を使用したことによる違和感や、この研究で行われた鼻うがいの方法（指で片方の鼻を押さえて、もう一方の鼻で容器内の洗浄水を吸い込むというやり方）が、簡単ではなかったことも関連していると推察します（P36参照）。

もうひとつ重要なことは、この研究が実施された時点では、イギリスにはまだ新型コロナウイルス感染症が存在しておらず、ウイルス性の急性上気道炎は「たかが風邪」だったのです。「恐怖の風邪」である新型コロナウイルス感染症の登場は、その後のことです。

新型コロナウイルス感染症のパンデミックにより、世界の常識は一変しました。感染予防の対策として実施された「ソーシャルディスタンス」「手洗いと手指消毒」「日常生活におけるマスク着用の徹底」は、公衆衛生全般に影響を及ぼしました。

この衛生管理に対する意識が影響して、毎年のように流行していたインフルエンザ、流行性胃腸炎、手足口病などの伝染性疾患の患者数は激減。新型コロナウイルス感染症に対する人々の恐怖が、社会現象として「自分で自分の衛生管理を行う」という意識を押し上げた結果といえるでしょう。

今後、新型コロナウイルスに対するワクチンや治療薬の登場により、今より状況は改善されると予想されますが、その成果に関しては未知数です。新型コロナウイルスとの共生が避けられない段階にまで至ってしまった現状を考慮すると、コロナ前の日常がそのまま戻るとは考えにくいでしょう。

コロナ禍が生じる以前から、日本人は衛生管理の意識が高い国民だと見なされてきました。その日本人がこれまで鼻うがいに関心をもたなかったのは、前述したように、その機会や必然性がなかったからだと思われます。

今回のコロナ禍を機に、鼻うがいが自らを守る衛生管理の方法のひとつとして、日本人の日常生活に根づいていく可能性があります。そうなれば、その恩恵は新型コロナウイルス感染症の対策にとどまらず広範囲に及び、結果的に国民医療費の軽減につながることも期待できるのではないでしょうか。

本書を執筆している時点で、「今後、半年以内に新型コロナウイルスに有効なワクチンの供給が始まりそうだ」という楽観的な報道がされています。ワクチンによる新型コロナウイルス対策が成功し、「鼻うがいなど不要だ」という明るい未来が実は待っているかもしれません。そうなることが人類にとって望ましいのはいうまでもありません。

そうであったとしても、今、鼻うがいについて考えて取り組んでみることは、重要だといえます。将来また人類を脅かすことになるかもしれない、まだ人類が遭遇していない未知の気道感染ウイルスの出現に備えるという点で、意義があるはずです。

コロナウイルスの一種であるSARSウイルスの登場によって、「SARS（重症急性呼吸器症候群）」が流行して世界を震撼させたのは2002〜2003年のこと。その段階で、17年後にさらに新たなコロナウイルスが登場して、桁違いに深刻な困難を人類にもたらすことを予測した人が、世界にどれほどいたでしょうか。今、鼻うがいを徹底してその効果と限界を明らかにしておけば、将来に役立つエビデンスができます。

人類がこの先も進歩していくためには、創造力が不可欠です。人と人との距離が近いことが創造力の源泉だというのに、今のままではそれがしぼんでいってしまうような気がします。人類の未来のためにも、人々がもう一度気兼ねなく握手やハグのできる世の中を取り戻すことが必要だと思います。鼻うがいの習慣化がその一助になるかもしれないと、私は期待しています。

最後になりましたが、93歳というご高齢にもかかわらず、今なお安価に行える鼻うがいの啓発活動をされている松本小児科医院の松本常圃先生に敬服の意を表します。また、鼻うがい実践者の立場から貴重なご意見を寄せてくださった森本美穂さん、そして本の作成に尽力いただいたKADOKAWAの川田央恵さん、編集の松澤ゆかりさん、イラストレーターの内山弘隆さんに感謝申し上げます。

2020年11月　堀田修

慢性上咽頭炎診療・EATを行っている医療機関

慢性上咽頭炎の診療やEAT治療を受けられる医療機関は、年々その数が増え、全国で約300カ所となりました（2020年10月現在）。

認定NPO法人日本病巣疾患研究会ウェブサイトで医療機関の一覧を掲載しているので、確認してみてください。

対象疾患を限定している医療機関もあるので、事前に連絡してから来院すると安心です。

認定NPO法人日本病巣疾患研究会
EAT慢性上咽頭炎治療　医療機関一覧

https://jfir.jp/eat-facilities/

紹介商品
問い合わせ先

●ハナノアa

●ハナノアb シャワータイプ

小林製薬株式会社
https://www.kobayashi.co.jp/

●ナサリン

株式会社エントリージャパン
http://www.entry-japan.com/

●ハナクリーンS

●ハナクリーンα、ハナクリーンEX

株式会社東京鼻科学研究所
https://hana-clean.com/

●ハナオート

日光精器株式会社
http://www.nikko-seiki.co.jp/

●フロー・サイナスケア

フロー・サイナスケア ジャパンビジネスデベロップメント
https://www.flo-ent.jp/

●サイナスリンス

ニールメッド株式会社
http://www.neilmed.jp/

●EMSハナ通り

株式会社名優
https://www.meilleur.co.jp/

●ミサトール　リノローション

アダバイオ株式会社
https://www.adabio.co.jp/

●優肌絆

株式会社ニトムズ
https://www.nitoms.com/

第4章

Yoder JS et al. Clin Infect Dis 2012:55:e79
Rietsema WJ. CMAJ 2016:188:1107
Köksal T et al. Turk J Med Sci 2016:46:1004
Sato K et al. Intern Med 2007:46:391
Malizia V et al. Int Arch Allergy Immunol 2017:174:97
Baraniuk JN et al. Am J Respir Crit Care Med 1999:160:655-62.
Krayenbuhl MC et al. Allergy 1989:44:25

第5章

堀田 修 他. 日本医事新報 2020:5007:30
Garavello W et al. Allergy Immunol 2003, 14, 140

第6章

Yingsakmongkon S. Biol. Pharm. Bull 2008:31: 511
Abe S et al. Arch Gerontol Geriatr 2006.43:157
Xu H et al. Int J Oral Sci 2020:12:8
Kiryluk K et al. PLoS Genet 2012. PMID:22737082

【書　籍】

『つらい不調が続いたら慢性上咽頭炎を治しなさい』堀田修・著（あさ出版）
『自律神経を整えたいなら上咽頭を鍛えなさい』堀田修・著（世界文化社）

参考文献

【論　文】

第1章

Sungnak W et al, Nat Med 2020:26:681
杉田麟也．口咽科2010:23:23
Hotta O et al. Immuno Res 2019:67:304
Hotta O et al. J Antivir Antiretrovir 2017:9:81

第2章

Ramalingam S et al. Sci Rep 2019:9:1015
Ramalingam S et al. Sci Rep 2018:8:13630
Ao H et al, J Infectious Disease and Immunity 2011:3;96
Head K et al. Cochrane Database Syst Rev 2018:6:CD012597
Rabago D et al. J Fam Pract 2002:51:1049
Chong LY et al. Cochrane Database Syst Rev 2016:4:CD011995
Satomura K et al. Am J Prev Med 2005:29:302
Noda T et al. J Epidemiol 2012:22:45
Slapak I et al. Arch Otolaryngol Head Neck Surg 2008:134:67
Ramli R et al. Journal of Taibah University Medical Sciences 2018:13(4), 364e369
Ramalingam S et al. J Glob Health 2020 Jun;10(1):010332. doi: 10.7189/jogh.10.010332.
Casale M et al. Int J Immunopathol Pharmacol 2020:34:1
Farrell NF et al. JAMA Otolaryngol Head Neck Surg 2020 Jul 23. doi: 10.1001/jamaoto.2020.1622.
Ide K et al. PLoS One 2014:9:e96373.
西田吉直 他．口咽科 2016:29:374

第3章

Piromchai P et al. PeerJ. 2019:7:e7000.

堀田 修（ほった おさむ）
1957年愛知県生まれ。防衛医科大学校卒業、医学博士。医療法人モクシン堀田修クリニック院長、認定NPO法人日本病巣疾患研究会理事長、IgA腎症根治治療ネットワーク代表、日本腎臓学会評議員。
2001年、IgA腎症の根治治療である扁摘パルス療法を米国医学誌に発表。現在は同治療の普及活動と臨床データの集積や、扁桃、上咽頭、歯などの病巣感染（炎症）が引き起こすさまざまな疾患の臨床と研究を行う。著書に『病気が治る鼻うがい健康法』（KADOKAWA）、『つらい不調が続いたら慢性上咽頭炎を治しなさい』（あさ出版）など。
堀田修クリニック（宮城県仙台市） https://hoc.ne.jp/

ウイルスを寄《よ》せつけない！
痛《いた》くない鼻《はな》うがい

2020年11月26日　初版発行

著者／堀田《ほった》 修《おさむ》

発行者／青柳 昌行

発行／株式会社KADOKAWA
〒102-8177　東京都千代田区富士見2-13-3
電話 0570-002-301（ナビダイヤル）

印刷所／図書印刷株式会社

ISBN 978-4-04-605048-9　C0077